Renato Ronchi

Grazie non fumo

Youcanprint *Self-Publishing*

Titolo | Grazie non fumo

Autore | Renato Ronchi

ISBN | 978-88-91190-05-5

Youcanprint Self-Publishing

Via Roma, 73 – 73039 Tricase (LE) – Italy

www.youcanprint.it

info@youcanprint.it

Facebook: facebook.com/youcanprint.it

Twitter: twitter.com/youcanprintit

Renato Ronchi

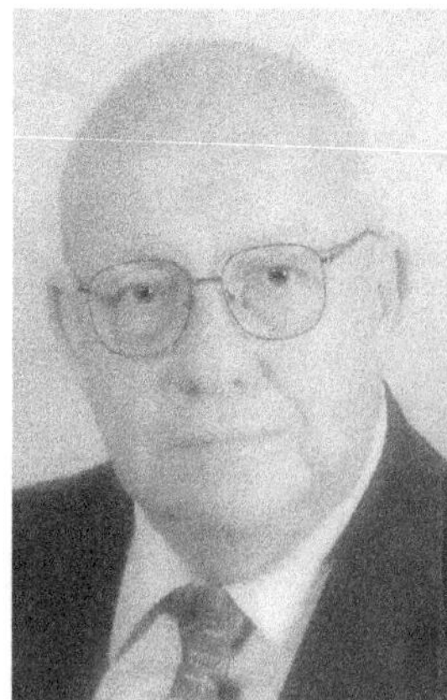

Milanese, classe'39
Perito e Ingegnere industriale

Per comunicare con Renato Ronchi, utilizza l'indirizzo e-mail: info@grazienonfumo.it

Questo manuale, ha esclusivamente scopo informativo per il miglioramento e la crescita della qualità del proprio stile di vita e non intende sostituirsi ad alcun trattamento medico o psicologico.

Questo manuale è rivolto ad un pubblico sia femminile che maschile con il tono confidenziale del tu, ormai consolidato nel mondo del web.

Renato Ronchi è:

- ✓ "Counselor AIPAC" - certificato dal Prof. Franco Nanetti
- ✓ "Licensed NLP Coach" certificato dal Dr. Richard Bandler.

RENATO RONCHI NON E' UN MEDICO, NE UNO PSICOLOGO.

All'inizio…

…ricordo, con una legittima punta d'orgoglio, di avere smesso di fumare molto tempo fa!

Quello che fece di quell'evento, un momento memorabile della mia vita, fu il fatto che rappresentava la vittoriosa e definitiva conclusione di un lungo e sofferto periodo di tanti tentativi per passare: da oltre due/tre pacchetti al giorno, al garbato ma fermo: "GRAZIE NON FUMO", per il resto della mia vita!

Da allora sono passati circa 35 anni durante i quali non ho mai più percepito il desiderio di accendermi anche una sola sigaretta!

Come ho fatto?

In questo manuale ti insegnerò tutto ciò che ho studiato, sperimentato e messo in pratica sino a quella gloriosa, gioiosa e definitiva vittoria!

Dicevo della storica vittoria, sui tanti tentativi infruttuosi che sistematicamente, dopo periodi più o meno lunghi, mi ripiombavano nel vizio del fumo dal quale volevo, con grande impegno liberarmi!

Volevo liberarmi dal vizio del fumo perché, giorno dopo giorno, cresceva in me la netta sensazione che quella quantità di fumo che ogni giorno immettevo nei miei polmoni mi stava guastando, in modo sempre più evidente, aspetti molto importanti della mia quotidianità per non dire di quegli incubi, che proiettavano luci molto sinistre sulla salute e sulle aspettative di vita per il mio futuro!

Il fallimento di ciascuno dei tanti tentativi rappresentava una cocente sconfitta del mio orgoglio e della mia autostima.

NON DOVRAI FARE TUTTA LA FATICA CHE HO FATTO IO!

IN "GRAZIE NON FUMO"…TI SVELERO' TUTTI I SEGRETI PER SMETTERE DI FUMARE E…PER SUPERARE LE TANTE INESORABILI TENTAZIONI RICORRENTI…(SOLO ALL'INIZIO)…

…FACILMENTE… E SOPRATTUTTO: PER SEMPRE!

Dalla mia lunga esperienza nella lotta per smettere di fumare e dai tanti studi condotti, ho dedotto una prima regola per facilitare l'utilizzo delle istruzioni e soprattutto ottenere risultati rapidi e definitivi e cioè:

"NON TENTARE DI SMETTERE DI FUMARE PRIMA DI AVER

LETTO, COMPRESO E DECISO DI ACCETTARE E METTERE IN PRATICA, L'INTERO CONTENUTO DI QUESTO MANUALE!"

Quindi, se credi e ne senti il desiderio, accenditi pure una delle tue sigarette preferite e aspirala profondamente!

Ora, considera attentamente questo pensiero, che ti invito a fare:

"Come cambierà la mia vita, se riuscirò a liberarmi per sempre da questo incubo, che mi perseguita costringendomi a fumare una sigaretta dopo l'altra?"

Pensa a quando non avevi ancora iniziato a fumare!

- ✓ Allora, sentivi che ti mancasse qualcosa?

- ✓ Sentivi il desiderio di fumare prima di iniziare a fumare?

- ✓ Bene, quello era il tuo stato naturale di non fumatore, esattamente quello che per natura sei: UN NON FUMATORE!

- ✓ A quello stato, libero dall'attrazione del fumo, tornerai se segui questo manuale e ne utilizzi le istruzioni seriamente!

FANTASTICO NON TI PARE?

Magari, oggi pensi e sospetti che: "non riuscirò a rilassarmi e a predispormi con lo spirito e l'umore adatto ai miei affari!", oppure "ingrasserò come un maialino/a", o, peggio ancora, "emergerà la mia naturale timidezza" che avevo vinto con la sigaretta!

Tranquillo!
Avrai tutte le armi conoscitive, potenti, adeguate e vincenti per affrontare e sconfiggere tutte queste idee e convinzioni che si sono ancorate nel tuo essere!

Magari, magari magari.....all'infinito; è il ritornello di tutti coloro che, bloccati dalla paura e dalle incognite del dopo, si difendono con una maschera da duri, ostentando la falsa certezza del non avere alcun interesse a smettere perché a loro piace, perché in fondo fumano "soltanto dieci/dodici sigarette al giorno", perché a loro: il fumo fa bene e li sostiene nelle difficoltà della vita!

Consentimi l'onesta franchezza:

SONO TUTTE MENZOGNE SPUDORATE!

Io che da giovanotto soffrii a lungo, per una patologica timidezza ti confesso che ostentavo uno sprezzante rifiuto per mascherare le mie paure e l'angoscia d'essere scoperto!

Un po' come per tutte le inconfessate paure di chi teme di smettere, paure di cosa potrà accadere loro, dopo che avranno avuto l'ardire di decidere di smettere, con serietà e forte determinazione.

Non avendo consapevolezza e fiducia in se stessi, continuano ad avvelenarsi, fingendo di ignorare il pericolo al quale si espongono!

Per una, spero simpatica digressione, ti racconterò un episodio della mia giovinezza, che viene proprio a fagiolo. Era l'epoca delle desideratissime feste in casa ove, con le musiche dell'epoca ("Diana" di Paul Anka – "My destiny" dei Platters ecc. ecc.) avevamo il permesso dei genitori a ballare i "lenti" che erano i primi più o meno goffi passetti, per far pulsare i nostri cuori nelle innocenti anticipazioni e scoperte delle emozioni del sesso. A quell'epoca, ereditata dal bigotto e timorato passato, vigeva l'imperativo che doveva essere l'uomo a fare sempre e comunque i primi passi del corteggiamento per cui la paura, delle oscure e temute tremende conseguenze restavo bloccato e incapace di fare quello che sentivo tanto desiderabile!

Per questa ingiustificata e paralizzante paura, non ero riuscito mai ad andare oltre il pulsante desiderio, facendo quell'indispensabile piccola ma indispensabile azione (che poi scopersi naturale e facilitata dallo spirito collaborativo di lei) per baciare una di quelle desiderabilissime creature e, Dio sa, quanto invece lo desiderassi ardentemente!

Giorno dopo giorno, giusto per dirvela tutta, cresceva in me il timore della figuraccia (così me la immaginavo!) che avrei fatto quando, messo davanti all'occasione, avrei fatto la figura dell'inesperto "ancora in attesa d'essere svezzato" che tanto temevo!

Questa è la storia buffa di come: pensando troppo e male, invece di agire, riesci anche a guastarti il piacere di vivere!

Dopo una di quei pomeriggi passati "ceek to ceek" in un crescendo di desideri, e di "pistolino" sfiancato da turgori insoddisfatti, mentre attendevamo il trenino per rientrare, la padroncina di casa (una desiderabilissima moretta tutto pepe) a seguito di chiacchiere su ipotesi di esperienze sessuali vissute, che naturalmente tutti affermavamo di aver avuto, mentendo spudoratamente, si offerse di verificare la mia "esperienza nell'arte di baciarla"; potevamo: andare dietro l'angolo, mi disse!

Era il massimo che a quei tempi avrei potuto desiderare ma, il timore che la mia mancanza d'esperienza, fosse scoperta, prese il sopravvento e ricordo ancora molto bene che, con fare sdegnoso: rifiutai!

Non me le sono mai perdonato...e sono passati 60 anni!

Tornando ai fumatori che non intendono smettere, è molto probabile che per molti di loro sia un problema di vera e propria paura di affrontare le prospettive sconosciute del vivere senza l'illusorio sostegno del fumo!

Così come per la più gran parte dei problemi che ogni evoluzione comporta, è sempre un problema che vive nei nostri comportamenti sotto il ferreo controllo delle nostre convinzioni mentali.

Convinzioni e paure di guardare in faccia l'evidenza: dell'essere diventati inconsapevolmente tossicodipendenti senza speranza.

Posso magari meglio capire i fumatori che ancora non vogliono smettere, non avendo ancora toccato il fondo di quella tormentosa disperazione dei fumatori che, dopo lunghi anni di spensierato ed allegro fumare, hanno deciso di voler chiudere col fumo scoprendo allibiti…di non esserne capaci!

E' una esperienza di vita che tocca soprattutto i giovani, ignari ed inesperti ammaliati, dal miraggio dell'apparire grandi e maturi!

Ma, l'amore e la voglia di aiutare, sono ragioni troppo grandi e potenti per soccombere di fronte all'arroganza dei fumatori che, forse ancora immaturi ed impreparati, non si vogliono bene a sufficienza per reagire e combattere!

Per questo ho deciso di non arrendermi e prometto che, nonostante le evidenti difficoltà e frustrazioni, nel tentare di comunicare a coloro che non vogliono ascoltare, io continuerò a fornire argomenti e considerazioni utili, affinché la speranza di indurre tutti i lettori a smettere di fumare, nonostante l'impossibilità oggettiva di poter volere al posto loro, sia presente sino all'ultima riga.

Se disponi di una eccellente buona volontà, non posso escludere che ti sia riuscito di smettere di fumare per periodi più o meno lunghi ma, perché tu possa considerare utile proseguire in questa lettura, ritengo giusto e soprattutto onesto ribadire che il mio unico e vero interesse che, ovviamente coincide con il tuo, è quello di:

FARTI DIVENTARE UN NON FUMATORE PER IL RESTO DELLA TUA VITA!...e SENZA DOVER FARE AFFIDAMENTO SU UNA VOLONTA' STRAORDINARIA COME CAPIRAI PIU' AVANTI.

Per il tuo interesse: perché è eticamente corretto che io cerchi con tutto ciò che ho appreso e conosco di farti smettere di fumare, perché questo è la ragione del tuo acquisto di questo manuale.

Per il mio interesse, perché tu ne sarai capace e diventando un non fumatore, commenterai con soddisfazione ripagando il mio impegno e la mia credibilità professionale, che saranno gratificati dal tuo successo!

Ora che spero di avere fatto l'opportuna doverosa chiarezza, proseguo ribadendo che il mio consiglio è di continuare a fumare sino a quando non avrai compreso, accettato e percepito nel modo

10

più chiaro e convinto la risoluta e certa padronanza dei tuoi comportamenti, che ti consentiranno di portare nella realtà della tua vita, la scelta definitiva di non fumare mai più!

La robusta struttura psicologica che apprenderai, ti sarà di grande aiuto soprattutto durante tutto il periodo di dismissione dal fumo, perché ti rafforzerà e ti aiuterà a sostenere la tua decisione per renderla definitiva e irreversibile!

Quindi non essere lettore frettoloso e superficiale, rumina e rifletti mentalmente ogni consiglio e istruzione perché: l'ho scritta proprio per aiutarti a farti compiere quel balzo di consapevolezza, dal quale dipende la tua liberazione responsabile e definitiva dalla dipendenza dalla sigaretta.

Proprio per dimostrarti il mio sostegno, ti invito a scrivermi per aiutarti a superare ogni dubbio o difficoltà.

Come detto: l'ultima sigaretta alla quale FINALMENTE NON NE SEGUIRONO ALTRE durante gli ultimi 35 anni, è il risultato dell'applicazione del metodo che ho battezzato "GRAZIE NON

FUMO" in onore della piacevolezza di questa garbata ma ferma e liberatoria risposta, alle generose offerte di sigarette dei numerosi superstiti amici fumatori, come ti spiegherò in questo manuale.

Ancora due considerazioni, che è bene tu abbia chiare e presenti per questo percorso preparatorio al ritorno al tuo stato nativo di "non fumatore": la prima è del padre della psicologia americana William James che affermò:

LA PIU' GRANDE SCOPERTA DELLA MIA GENERAZIONE E' CHE: GLI ESSERI UMANI, POSSONO CAMBIARE IL PROPRIO DESTINO, CAMBIANDO IL PROPRIO ATTEGGIAMENTO MENTALE.

Atteggiamento mentale è uno stato dell'essere che probabilmente hai già vissuto ogni volta che: la passione, un bruciante desiderio, la forza della tua caparbia convinzione avevano assunto lo straordinario effetto di propulsore dei tuoi comportamenti, guidandoti e ispirandoti per raggiungere mete tanto ambite quanto ritenute difficili.

Poteva trattarsi del far innamorare un individuo percepito lontano, distaccato e inarrivabile che improvvisamente ti aveva fatto sperare, oppure la prospettiva di una meta professionale tanto a lungo desiderata e sognata che sentivi di poter raggiungere!

Improvvisamente, una vocina interna ti aveva bisbigliato:

DAI CHE CE LA PUOI FARE!

Ed avevi cominciato a crederci, avevi sentito giorno dopo giorno una incontenibile energia che rafforzava sempre più la tua determinazione a fare tutto e di più, perché ti sentivi forte, convinto e sicuro. Sicuro che ormai era solo una questione di un po' di paziente e d'incrollabile attesa. Attesa che la realtà, assumendo le sembianze di ciò che tanto desideravi, avesse confermato il pieno appagamento del tuo desiderio.

La fede muove le montagne: Cristo disse e...se ne avrai a sufficienza in te stesso e nella <u>tua scelta di vivere meglio e più a lungo</u>, smetterai di fumare, fiero e felice di aver ripreso il controllo della tua vita.

<u>Nessuno può sostituirti in questa scelta che spetta solo a te!</u>

La seconda riflessione, tratta dalla teoria dei livelli logici di Robert Dilts, un grande della Programmazione Neuro Linguistica che ho avuto il piacere di conoscere personalmente a Milano e dal quale ho appreso molti concetti veramente essenziali: Se tenterai di cambiare le tue abitudini nell'AMBIENTE ove più frequentemente fumi, senza aver prima modificato chi senti d'essere o, se preferisci, chi sei, in termini di IDENTITA' soggettiva, dovrai fare molta più fatica per raggiungere e mantenere il tuo obiettivo!

Dovrai ricorrere alla titanica forza coercitiva della tua volontà che, oltre allo sforzo imponente ti lascerà sempre esposto al rischio di ricadute, non avendo svelato il meccanismo che ti teneva schiavo, come invece ti sarà possibile apprendere da questo manuale.

IN ALTRE PAROLE, PRIMA DI METTERE IN PRATICA IL METODO "GRAZIE NON FUMO", SARA' BENE TU ABBIA DECISO CHE: SARAI UN NON FUMATORE PER IL RESTO DELLA TUA VITA.

<u>COME CI RIUSCIRAI E' LO SCOPO DEL SEGUITO.</u>

Poi, giusto per ribadire che non hai ancora iniziato il tuo apprendistato di "non fumatore a vita", accenditi pure una delle tue ultime sigarette!

Già perché, se vorrai, potresti molto…molto presto, scoprire… che hai acquisito la strategia e le risorse psicologiche per mostrare a te stesso che, sotto sotto, hai la stoffa del vero vincitore!

Seguimi e ti aiuterò a mettere in pratica la tua definitiva e risoluta scelta:

MAGARI NEL BREVE VOLGERE ANCHE DI POCHI GIORNI O ANCHE MENO!

ISTRUZIONI GENERALI D'USO DEL MANUALE

Come noterai questo manuale manca del classico indice degli argomenti e voglio spiegartene la ragione.

La responsabilità di aiutarti in modo concreto ed efficace per smettere di fumare è un impegno serio al quale è dedicato molto tempo e molte ore, non solo per raccogliere e ricordare le mie tante esperienze in proposito, ma anche per leggere e documentarmi su altre opere serie e credibili oggi in commercio, garantendoti pertanto che in questo mio manuale troverai tutto il meglio dei concetti formativi, utili per liberarsi per sempre da questa pericolosa ed insana dipendenza da sigaretta.

Sappiamo tutti che il tempo è una risorsa preziosa, il tempo è la nostra vita e, non ci è data la possibilità di acquistarlo neppure con tutto l'oro del mondo! Questo lo rende ancora più prezioso e mi piace farti riflettere con questa frase della collega coach Dr.ssa Giovanna Giuffredi, che ho trovato meravigliosamente vera, chiara e illuminante sia per la qualità dell'esistenza sia per i comportamenti che ne condizionano la durata:

La vita che vuoi, è la sola che avrai!

Morale: se la vita che vuoi è di qualità non perdere tempo prezioso e datti da fare per realizzarla perché non avrai altre opportunità!

Quindi non sciuparla rovinandola con comportamenti a rischio come il fumare e velocizza il percorso per disfarti delle cose che vuoi togliere, facendo spazio a quelle che desideri!

Più veloce sarà il processo d'apprendimento prima riuscirai a metterlo in pratica.

<u>Ho fatto pertanto del mio meglio per essere breve e utile!</u>

LEGGI LENTAMENTE E ATTENTAMENTE PER IMPADRONIRTI DEI SOTTILI CONCETTI DELLE TRAPPOLE PSICOLOGICHE CHE, SOLO SE COMPRESE E ACCETTATE, TI SARANNO DI VERO AIUTO.

Quel che mi preme farti notare è: che il metodo "Grazie non fumo" è orientato a guidare e sostenere una scelta definitiva ed irreversibile di non fumare per il resto della tua vita, per le indiscutibili ragioni fisiopsicologiche che più avanti ti spiegherò.

Quindi rammenta che la forza di questo metodo è la CONOSCENZA DI CIO' CHE ACCADRA' nella tua mente e nel tuo corpo fisico, specie durante le prime settimane senza fumo.

Sapere è potere, nella misura in cui avrai deciso di farti guidare dal buon senso, nella percezione e nelle risposte che darai alle tentazioni che avvertirai.

Vorrei farti riflettere su questa lodevole e necessaria tua determinazione a liberarti dalla dipendenza dalla sigaretta imparando tutte le istruzioni per conoscere il nemico con cui dovrai combattere.

Smettere per scelta, basata solo sulla tua volontà, senza aver appreso le azioni tattiche e le strategie che dovrai conoscere per contrastare i tanti poteri che sostengono la tua tossicodipendenza, ti esporrà ad un probabile prolungarsi del braccio di ferro tra la tua volontà e la dipendenza dal fumo.

Sofferenza per il prolungarsi della lotta e maggiore fragilità della tua

18

scelta, per mancanza dei dati a sostegno e difesa della tua volontà, potranno esporti a successive ricadute, sono i fatti con maggiore probabilità d'accadimento per chi procede con il fai da te, senza la guida di un processo che renderà il mantenimento della tua scelta più convinta, robusta e soprattutto capace di offrirti un processo logico di forte attrattiva e di grande utile sostegno.

La sostanziale diversità tra: "Grazie non fumo" e l'orgogliosa temerarietà di decidere di smettere, usando la propria forza di volontà, senza conoscere un metodo che ti rende chiaro il complesso insieme di fattori che costituiscono il meccanismo della trappola, ti esporrebbe a più facili possibilità di ricaduta all'insorgere della prima piccola difficoltà, come molti mi hanno a malincuore confessato! Conoscere il nemico da combattere, come ti esporrò in questo manuale, ti fornirà tanti potenti strumenti che ti sosterranno, in linea con i tuoi valori personali, nella battaglia contro i due "diavolacci maligni" TENTATORI che ti presenterò.

Due diavoli tentatori che ti riuscirà di contrastare e depotenziare proprio grazie alla chiara e controllabile consapevolezza dei fenomeni fisiopsicologici che avevano assunto il dominante controllo

19

delle tue abitudini.

In queste conoscenze troverai gli alleati necessari a sconfiggere il fumo facilmente e per il resto della tua vita.

Concludo queste raccomandazioni introduttive con l'invito a compilare il Report Personale (PDF) che ho inserito al termine del manuale per consentirti una maggiore ed attenta riflessività sui passi da conservare nel tempo a memoria del tuo processo.

Questa vittoria, come accade quando impariamo, superando le difficoltà della vita, potrà riuscirti utile anche in altri conflitti. Riandare, attraverso le memorie scritte ai momenti difficili che hai saputo affrontare e superare, potrà rievocare il senso del tuo legittimo orgoglio, la fiducia in te stesso ed anche la tua autostima come hanno fatto a me con effetti di lunga durata.

Orbene se mi hai seguito spero avrai intuito che l'intero processo per smettere di fumare è il risultato di una conquista mentale che potrai acquisire soltanto se accetti di seguire la logica di questa esposizione.

Questo manuale è da leggere pagina dopo pagina e pertanto, ho deciso di togliere l'indice come ti dissi, proprio per scoraggiare la lettura a brani che non ti condurrebbe alla comprensione ed acquisizione complessiva di tutte le risorse che sosterranno la tua risoluta volontà dell'atteso quanto ambito risultato.

LE QUATTRO FASI DEL METODO "GRAZIE NON FUMO"

1° IL RAPPORTO INDIVIDUALE CON IL FUMO

Nella prima parte esamineremo il tuo rapporto col fumo. Ciò che ti induce ogni giorno a fumare. Ti farò domande per fare la necessaria chiarezza, desunta dalla tua consapevolezza del dare e ricevere da questa abitudine. Un onesta e veritiera confessione che ti consentirà di mettere sul piatto della bilancia quanto necessario a eliminare tutte le illusioni e gli inganni per far emergere l'unica vera verità, che potrai decidere di condividere se la riterrai in linea con la tua volontà e col tuo personalissimo buon senso!

2° LE EVIDENZE SCIENTIFICHE

Nella seconda parte riporterò le evidenze scientifiche tratte da fonti autorevoli e certamente non sospette di essere colluse con i produttori di sigarette. Fatti e non opinioni, che mostrano in tutta l'ineludibile concreta evidenza cos'è realmente la relazione che crea quella magica attrazione che, una volta iniziata rende così difficile smettere di fumare!

Una chiara sintesi dei fatti noti e dei complessi rapporti che si creano con il fumatore.

Chiarisco sin d'ora che lo stile di queste note sarò orientato alla semplice descrizione dei fatti certi, perché tu ne possa ponderare onestamente l'influenza, scegliendo i tuoi futuri comportamenti per preservare le tue aspettative di qualità e di durata più probabile dell'esistenza!

3° IL METODO GRAZIE NON FUMO

Nella terza parte di questo manuale parleremo del metodo "GRAZIE

22

NON FUMO" per smettere di fumare, e di tutte le fondamentali e determinanti istruzioni per l'applicazione del metodo. Esporrò tutte le considerazioni necessarie a sostenere la fondamentale scelta di smettere senza ricorrere al sostegno della sola straordinaria forza di volontà ma sempre con l'evidenza illuminante e persuasiva della tua esperienza che imparerai a gestire utilmente, scalzando dalla tua mente le false idee, per tenere a bada il rischio di non farti ricadere nella trappola.

4° QUANDO INIZIARE E COME DIVENTARE UN NON FUMATORE PER SEMPRE

Nella quarta parte ti mostrerò come difendere le tue scelte per il tempo necessario ad uscire dal periodo successivo alla decisione che ha fatto prevalere le ragioni della vita su quelle dell'inutile e sciocca fine prematura alla quale stavi esponendo la tua esistenza. Un minuzioso e completo insieme di utili e determinanti avvertimenti, per traghettarti nell'ambito territorio dei non fumatori, per il resto della tua vita.

PARTE PRIMA

IL TUO PERSONALE RAPPORTO CON IL FUMO

Cominciamo con il tentare di fare chiarezza analizzando il più vero, sincero e completo rapporto che intrattieni con il fumo.

La tua storia, magari concettualmente simile, secondo il racconto di molti fumatori, potrebbe essere come nel seguito:

"Ho iniziato, per allinearmi ai comportamenti dei compagni ed amici del mio gruppo e, anche se le prime sensazioni ricordo, furono piuttosto sgradevoli e nauseanti, ho insistito perché: era importante diventare fumatore! Non ricordo bene ma, forse era anche una sfida per mostrare che stavo divenendo grande anch'io! Piano piano questa decisione, divenne una abitudine. Forse, inconsapevolmente e un po' presuntuosamente, mi ritenevo libero di interrompere quando lo avessi voluto e mai, sospettai, che avrebbe potuto costituire e diventare un problema serio e grave per il resto della mia vita!

Solo molto più tardi, scopersi, e dovetti a malincuore ammettere

24

che: nessuno mi aveva avvertito ma….ormai (per l'insieme di ragioni

che analizzeremo più avanti), ero costretto a continuare a fumare!

È SUCCESSO ANCHE A TE?

Non essere troppo pignolo perché anche se la tua storia fosse diversa, in questa fase non cambierebbe gran ché della realtà di fumatore, che vuoi terminare.

Ora cerchiamo di comprendere com'è andata, poi vedremo che fare!

Sovente, la crescita spontanea e casuale del numero di sigarette giornaliero, salito in proporzione ai benefici, che abbiamo inconsciamente attribuito al fumo, conduce ad una situazione che ci rende sempre più preoccupati, timorosi ed afflitti dai fatti che evidenziano la triste realtà d'essere caduti in una maledetta viscida trappola. Ma ormai, siamo diventati tossicodipendenti, anche se non vogliamo ammetterlo, e testardamente insistiamo minimizzando con: *"un po'*

di piacere che ci concediamo per confortarci dai tanti guai della vita!"

Poi…con tutto l'inquinamento dell'ambiente…… non sarà certo una

sigaretta a fare la differenza!

Mi   sembra   particolarmente   inutile   elencare   tutte   le

25

conseguenze del fumo di sigaretta, soprattutto perché presumo tu le conosca già e bene. In ogni caso, se ritenessi utile scavare in profondità, nella seconda parte, troverai una sintesi chiara e completa di ciò che oggi è noto sul fumo di tabacco.

Passiamo ora a descrivere bene e chiaro, nero su bianco, il tuo rapporto con il fumo per la chiarezza necessaria!

Ho predisposto l'allegato PDF "Report riservato personale di:" che ti consiglio di stampare, compilare e conservare quale testimonianza di ciò che il fumo, descritto con parole tue, ha rappresentato ed è, nella tua esperienza di vita quotidiana oggi!

Per la compilazione della parte del modulo "I FASTIDI CHE MI PERSEGUITANO OGNI GIORNO" ti raccomando di scegliere un momento di tranquillità, isolandoti al riparo dalle tante possibili distrazioni ed entrando in uno stato di serena ed intima volontà di essere onesto, sincero e capace di una analisi completa e profonda di tutto ciò che il fumo di tabacco introduce nella tua quotidianità.

Ripromettiti soprattutto d'essere molto analitico e preciso, per scovare tutti i motivi che sostengono la tua tossicodipendenza dal

tabacco, per poi annotarli in modo completo, facile e comprensibile.

Per aiutarti ad accrescerne l'utilità, confermo che l'essere molto

pignolo, come ci rappresentano il procedere dei detective più

famosi, è l'unica via per svelare il processo mentale che ti tiene

prigioniero. Per processo mentale intendo la successione degli

eventi che costituiscono quello che genericamente chiamiamo

"successione più o meno logica dei pensieri automatici"!

Se spesso ti chiedessi: "a cosa penso e perché sto pensando a quel

che penso?", potresti assumere il controllo di tanti umori e

conseguenti stati d'animo della tua vita, divenendone magari anche

padrone, per non essere vittima delle tante abitudini che accetti e

subisci giustificando con un: "sono fatto così"!

E ancora: perché continuo a pensare a ciò che penso? Quale

beneficio me ne deriverà da queste idee, emozioni, desideri che

costituiscono e determinano il mio umore, le parole che mi ripeto, i

discorsi che mi invento (dialogo interno), le azioni che vorrei fare e

27

magari faccio subito, mescolate con quelle che non farò mai!

E che continuamente modellano il rapporto che percepisco o mi immagino di avere col mondo che sta li fuori da me, e soprattutto le decisione che imprimono e plasmano il mio destino!

Se, nel tuo passato, non hai investito molto del tuo prezioso tempo in queste considerazioni potresti restare sbalordito nello scoprire il vero potere della tua mente! Ho conosciuto persone che sono talmente inconsapevoli di se stesse che: non hanno mai pensato a "cosa e perché" pensano; irrobustendo le inesorabili gabbie della propria realtà! Riflettici!   Il fumo è una presenza che hai accolto!

Nel bene e nel male che vi attribuisci, valutando le azioni della tua quotidianità, si nascondono i segreti della qualità del tuo presente e del tuo futuro per cui, sii buono con te stesso e concediti il potere di pensare in modo utile per agire in sintonia con le logiche di quel meraviglioso essere che potenzialmente sei!

Forse vorresti rimproverarmi di essere andato fuori strada, ma voglio confermarti che non è proprio così! Smettere di fumare è solo una

28

grande occasione per portare la tua presenza viva, vitale e determinante nella consapevolezza di ciò pensi, determinando ciò che sei e ciò che diventerai nei rapporti con eventi della realtà come il fumo e, se ne confermerai l'utilità, con altri fattori critici del tuo percorso esistenziale.

Anche questo è un grande ed importante tassello di quella personalità vincente, che sosterrà la tua scelta per il resto della tua vita perché con grande probabilità non ti riuscirà mai più di concederti inconsapevolmente a comportamenti autodistruttivi come quello del fumo, del quale presto avrai scoperto le tante fragili argomentazioni di sostegno. Prima di continuare, nel caso percepissi perplessità o poca chiarezza, ti invito a rileggerti questa introduzione sino a quando ti sarà chiara e ne avrai compreso l'importanza per la qualità delle scelte che modelleranno la tua vita.

Tu sarai l'unico lettore e destinatario del Report; oltre all'utilità immediata, come diremo più avanti, ti potrà essere d'aiuto per rammentare, anche a distanza di tanti anni, la verità sulle emozioni e sensazioni che caratterizzavano la tua realtà di oggi. Non dubitare e fai del tuo meglio! Ti posso assicurare che la qualità di questo lavoro sarà di grande utilità per l'intero metodo: "GRAZIE NON FUMO" che come detto è basato su strategia e psicologia.

Poiché la qualità del rapporto con il fumo è molto personale, quindi può essere diverso e specifico per ogni individuo, ho previsto spazi per l'esposizione delle tue personalissime testimonianze.

Mi sono altresì permesso, a titolo puramente esemplificativo, di riportare alcune delle problematiche, che io personalmente percepivo all'epoca in cui fumavo e che avevo scoperto e annotato. Se non li condividessi ti basterà cancellarli con un semplice tratto. Cominciamo con la principale domanda che ti aiuterà ad iniziare queste riflessioni/confidenziali sul fumo:

PERCHE' FUMI?

Non essere frettoloso e superficiale!

Se ti venisse spontanea una risposta del tipo: PERCHE' MI PIACE!!...Non accontentarti!...Perché quello che intendo, per aiutarti a liberarti dal fumo, è accrescere la tua consapevolezza di tutto ciò che il fumo suscita nei tuoi organi di senso o percettori del gusto e delle anche misteriose sensazioni che il tuo cervello percepisce anche se non sappiamo come, perché e da dove provengono.

Non prenderti in giro!

È chiaro che, se hai appena affermato: "fumo perché mi piace", il tuo cervello, che tende a risposte logiche e coerenti, ti farà affermare: perché il gusto del fumo è buono e mi piace ....o altro: a tuo gusto!

È chiaro che da persona apparentemente e nominalmente libera (se lo fossi nella realtà, non avresti bisogno d'aiuto per liberati dalla schiavitù del tabacco!) hai il diritto di scegliere e di affermare i tuoi gusti e le tue scelte ma, se veramente vuoi smettere:

o accetti di seguire le mie istruzioni, o altrimenti lasci perdere e butti tutto nel cestino della carta straccia!

Io voglio essenzialmente indurti a risvegliare i tuoi sensi per:

rivalutare ciò che realmente le tue papille gustative percepiscono!

Quelle stesse papille gustative alle quali, magari con fiducioso e

31

orgoglioso cipiglio da esperto assaggiatore, affidi i tuoi pareri di buongustaio, quando ti propongono di dare il tuo giudizio sulla bottiglia di vino d'ottima annata, che il cameriere ti propone, prima di versarlo nel bicchiere!

Chiaro che, bruciacchiate e affumicate, quelle papille hanno perso la sensibilità che un tempo le attribuivi, e che potresti riacquisire, se smetterai di fumare!

Dunque che gusto percepisci?

Dolce e ricco di gradevoli deliziose miscele o acre e pungente come la combustione di materie plastiche!   Mai provato prima il fumo della plastica?

Ti basta dare fuoco con l'accendino ad un pezzetto di plastica (non un altro accendino che potrebbe esploderti in faccia!) magari una molletta per il bucato, un cucchiaino da caffè, una cannuccia per aspirare una bibita,…ed anche il filtro stesso della sigaretta, se distrattamente l'hai posizionata in bocca alla rovescia!

Buona vero, la plastica d'annata?

Questo è un percorso che tende a farti rivalutare il tuo rapporto col fumo e pertanto è necessario affrontarlo con obiettività e con molta

32

pazienza.

Un gesto di stizza, magari anche un generoso vaffanc…. per questo interrogatorio meticoloso e pedante, potrà rivelarti una profonda radicata insofferenza che appartiene **all'insieme delle resistenze che la tua tossicodipendenza alza in sua difesa!**

Ecco perché, se veramente vuoi liberarti per sempre dal vizio del fumo, dovresti aver raggiunto quell'insostenibile livello di evidente fastidiosità e sofferenza, per consentirti senza riluttanze, d'accettare questo pignolesco ma necessario accertamento della realtà!

Se fumassi anche solo due o tre sigarette al giorno, o magari, come conoscenti che si definiscono fumatori della domenica, pronti ad accettare la rara ed occasionale sigaretta che l'amico porge loro, potresti non sentire i tanti disagi di ben più accaniti fumatori ormai incastrati in una routine che li costringe ogni giorno a fumare molte sigarette ma, se ben rifletti, il fumo è sempre nocivo e pericoloso per cui ti consiglio di continuare a leggere!

Sempre a beneficio della qualità della tua vita, voglio consigliarti di riflettere attentamente anche sulla tua situazione che, sebbene ti procura piaceri molto contenuti (proporzionali alle poche sigarette che fumi) e di estrema brevità, lascia spalancata la porta del potenziale progressivo sviluppo della tossicodipendenza, secondo il normale progressivo aumento della richiesta di nicotina da parte dell'organismo, come descriverò dettagliatamente nella seconda parte.

Proseguiamo con altre emozioni che i rituali delle sigarette ti ripropongono ad ogni nuovo pacchetto ed esaminiamo quelle azioni che ormai in modo automatico, ma sempre con una certa dose di gustosa e trepidante aspettativa, nascosta dall'abitudinarietà del cerimoniale che attivi ogni volta, esegui per ogni sigaretta, si nasconde nelle tante "piacevolezze dell'essere fumatore"!

Prendi il pacchetto di sigarette (che avevi riposto in tasca e che t'accompagna fedelmente; guai in vista se scopri che sei quasi a secco ed il primo tabaccaio o distributore è piuttosto lontano!) e dopo aver tolto l'involucro esterno, compi le varie e ben note operazioni secondo il tipo d'involucro e finalmente scopri le estremità con filtro o senza e, per facilitare l'estrazione della prima produci, per effetto inerziale al quale sottoponi l'intero pacchetto, l'affacciarsi delle prime sigarette.

Ne sfili accuratamente una, spesso magari la guardi con compiacimento (anche se non la vedi in modo consapevole), poi spesso sempre della serie di manovre ormai parte di una sequenza automatica, disinvoltamente, la inserisci tra le labbra. A volte secondo le circostanze, lasci scorrere un po' di secondi quasi per far innervosire il "diavolaccio malefico che attende impaziente", poi finalmente dai fuoco e aspiri soddisfatto la prima boccata di fumo, finalmente!

Ora scrivi le tue sensazioni nel tuo report ed esprimi valutazioni serie e complete, rispondendo a queste domande, alle quali puoi aggiungere tutte le personalissime osservazioni che sentirai…!

Quanto è gradevole questo fumo?....Che sapore ha?...Quanto ti piace?...Quanta soddisfazione porta all'interno del tuo corpo?...Ecco….. queste e tante altre sensazioni che ti permettano di ripensare con molta onesta sincerità ciò che veramente rappresenta per te il fumo, OGGI così come i tuoi organi di gusto ed olfatto percepiscono, inspirando il prodotto della combustione di

35

foglie di tabacco esiccate.

In questa valutazione cerca di limitarti a constatare ciò che ti comunicano soltanto i tuoi organi di senso, (gusto e olfatto), escludendo le devianti interpretazioni della tua psicologia come considereremo più avanti.

Hai provato a fumare il filtro? …Quali sensazioni: un po' come per la plastica consigliata precedentemente? Cosa puoi dire delle varie marche?

Ai miei tempi le famose Nazionali semplici senza filtro, cosiddette "spaccapolmoni" oppure le Bisonte spagnole o le oppiate Camel ecc. ecc. ognuna col suo tipico carico di elementi aggiuntivi che, soprattutto nei primi tempi esaltavano le tendenze ai conati di vomito o a bloccarmi la digestione! (parola di vecchio boy-scout!).

Scrivi le tue esperienze nel report che hai iniziato, magari per memoria futura, quando avessi desiderio di motivarti rievocando le tue fiere memorie di combattente vincitore!

E cosa dicesti quando ti è caduto il braciere incandescente della tua sigaretta sui pantaloni, magari per somma sfiga, appena comprati? Sempre per chiarire **le solide motivazioni del tuo rapporto col**

fumo, vuoi risalire alle origini della tua vita da fumatore e scrivere le risposte a queste domande? Rammenta!

Più chiaro e onesto sarai, più risorse avrai per poter sostenere la tua rinuncia al fumo. Comincia dunque scrivendo le memorie di quei momenti:

> quando hai iniziato e perché hai iniziato. Cerca di rammentare con la migliore lucidità, magari facendo riapparire nella tua mente le immagini di quel momento, chi c'era insieme a te, dove ti trovavi e perché avevi scelto quella sigaretta? Scrivi ogni cosa che ricordi con chiarezza e tutti i dettagli!

> Chi e cosa ti stimolava a iniziarti ed apprendere questo comportamento?

> Ti riesce di ricordare la sensazione che provasti quando, con giusto e innato timore, accendesti e aspirasti il fumo della prima sigaretta della tua vita?

➢ Domandati perché, nonostante la schifosa e sgradevole sensazione che provasti, continuasti a fumare?

➢ Rammenti le sfide dei compagni che ti accusavano di non essere un vero fumatore se non aspiravi a fondo, giù-giù nei polmoni, quel fumo acre e francamente sempre ancora disgustoso?

➢ Qual'era la vera ragione che ti costringeva a continuare in questa esperienza?

➢ Ricordi i sentimenti che ti facevano fiero di essere riuscito a fumare come i grandi?

➢ Ricordi anche come, nei primi tempi, magari raccontavi agli amici ed amiche il numero di sigarette che fumavi ogni giorno?

➢ Scrivi anche ogni altro ricordo che la tua memoria ha registrato e che ora, pensandoci rammenti…

38

Passiamo ora a fatti più recenti.

- Se ti riuscisse di fare una storia chiara e completa dello sviluppo di quelle prime esperienze, ricordi i fatti che maggiormente hanno segnato la crescita del numero di sigarette che fumavi ogni giorno?

- Perché hai permesso che la crescita del tuo vizio continuasse a evolvere?

- Forse perché, in quei momenti di crescita, non avevi ancora percepito l'aumento dei fatti negativi che piano piano hanno cominciato a apparirti in tutta l'indiscutibile evidenza?

- Fatti che sempre più ti dimostravano che eri diventato succube di quei comportamenti che avevi cercato e che, per essere sempre onesti e sinceri, nessuno ti aveva avvertito ti sarebbero presto o tardi diventati insopportabili e a volte drammaticamente dannosi?

- Perché hai acquistato questo manuale?

PARTE SECONDA

DIPENDENZA ED EFFETTI DEL FUMO SULLA SALUTE UMANA

Il fumo, si dice sia stato importato in Europa nel 1492, al ritorno di Cristoforo Colombo dall'America, ove era in uso da tempi lontani.

Riporto le informazioni disponibili che descrivono l'intima natura della "magica attrazione" che, una volta iniziata, rende così difficile smettere di fumare!

La "magica attrazione", nell'estrema semplificazione utile agli obiettivi di questo manuale, è composta da due forme di dipendenza che la nicotina e le suggestioni psicologiche esercitano sul fumatore. Le descriverò entrambe per facilitare la comprensione e la pratica del metodo GRAZIE NON FUMO.

Molti fumatori, similmente al leggendario comportamento dello struzzo che, di fronte ad un incombente pericolo, infilerebbe la testa sotto la sabbia per non vedere, sperando in tal modo di sottrarsi all'incombente pericolo, si inventano e fingono di credere a false considerazioni sulla scarsa pericolosità del fumo di sigaretta!

Credo anche utile portare alla tua attenta considerazione un fatto

40

straordinariamente eloquente in un periodo storico caratterizzato da un incontestabile strapotere del "profitto" e del denaro.

Nonostante l'evidenza di questi valori dominanti e della onnipresente pubblicità incantatrice, l'essere riusciti a rendere obbligatori i messaggi dissuasivi su ogni pacchetto, dovrebbe confermare l'indiscutibile evidenza della pericolosa dannosità del fumo, che stranamente ha prevalso sugli interessi economici.

Non solo ma, sempre della serie "il potere della stupidità" (umana), una parte dei fumatori ha assunto il vezzo di ignorare i doverosi avvertimenti di pericolosità, declassando il fumo a vizietto minore giustificabile ed accettabile nonostante la drammatica pericolosità.

Il fumatore dovrebbe umilmente riconoscere che, fatta eccezione per le categorie professionali che lavorano per curare le persone malate create dal vizio del fumo e per i produttori e commercianti della filiera delle sigarette, sono veramente molto poche le persone interessate al fatto che lui continui a fumare per cui, se ci sono molte persone che tentano con tutti i mezzi di convincerli: a non più fumare…forse…sarebbe saggio…ascoltarle e rifletterci a fondo!

Una considerazione, per le persone che amano polemizzare, per sentirsi magari saggiamente superiori e illuminate a sostegno e difesa dei propri vizietti e abitudini radicate:

SALVO LA MORTE NATURALE, CHE INESORABILMENTE CONCLUDE OGNI VITA, E' IMPOSSIBILE PRESTABILIRE, CON ASSOLUTA SCIENTIFICA CERTEZZA, CHE IL FUMO INNESCHERA' UN TUMORE NEI POLMONI DI OGNI FUMATORE!

FUMARE, SENZA DUBBI E RISERVE, SIGNIFICA PERO' ESPORSI AD UNA PIU ALTA PROBABILITA DI CONTRARRE MALATTIE GRAVI ED ANCHE MORTALI RISPETTO AD UN NON FUMATORE (tumore polmonare, cardiopatie, enfisema ecc. ecc.).

Se queste prospettive di tremenda pericolosità non turba e preoccupa il fumatore, magari incurante dei danni che provoca anche alle persone costrette ad inalare il fumo passivo delle sigarette, soprattutto se donne in stato interessante:

c'è poco da blaterare, giusto?

42

Questo è il grafico che descrive le principali cause di morte (evidentemente considerate evitabili) negli USA:

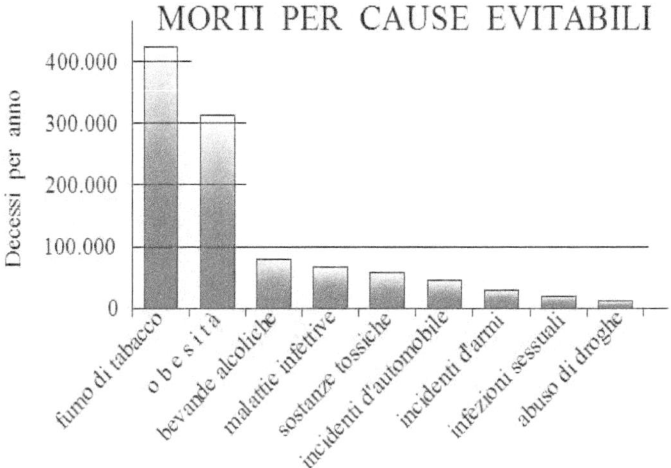

Il fumo passivo (quello che i <u>non fumatori</u> sono costretti a fumare se vivono in ambienti chiusi ove è attivo un fumatore) è stato nell'anno 2000 considerato responsabile di provocare 60.000 morti/anno negli USA e "soltanto" 3000 morti/anno in Italia.

Le probabilità di contrarre tumori polmonari da parte dei fumatori, rispetto ai non fumatori, crescono proporzionalmente alla quantità di fumo inspirato e sono stimate come segue:

43

➤FUMO PASSIVO:………………….+1,5%

➤Oltre 20 SIGARETTE/GIORNO:…+ 30%

➤Oltre 40 SIGARETTE/GIORNO:….+ 60%

Molti fumatori si rifiutano di crederci! Capisci la potenza della loro dipendenza, che è arrivata ad assumere il controllo anche del loro naturale buon senso, piuttosto che ammettere l'evidenza assassina di questa forma di TOSSICODIPENDENZA?

A nessun fumatore piacerebbe essere equiparato ad un eroinomane ma, piaccia o meno, le malattie indotte dal fumo di sigaretta sono numericamente molto superiori a quelli dell'eroina:

<u>in Italia 2009</u>: 700 morti/anno per eroina

contro 80.000 morti/anno per tabagismo.

"A parità di numero di consumatori il tabacco uccide 35 volte, più di tutte le droghe illegali"

DIPENDENZA DA NICOTINA

Cominciamo con una carrellata sugli effetti, purtroppo tutti dannosi, del fumo di tabacco che immette nicotina nel corpo.

La nicotina è capace di **creare illusioni** di miglioramento della memoria, della qualità dell'umore e della velocità di riflessi; sono caratteristiche desiderabili particolarmente nei momenti di stress (studenti sotto esami e/o prove sfidanti e impegnative) ed è pertanto erroneamente considerata utile e addirittura a volte, necessaria!

La combustione delle foglie esiccate della pianta di tabacco, così come avviene all'interno della sigaretta, produce un fumo che contiene in sospensione, un insieme veramente notevole costituito da circa 4000 sostanze (tra le quali 70 dimostratesi capaci d'aumentare in modo statisticamente rilevante tumori e cardiopatie), tutte più o meno dannose per il nostro delicato e sensibile insieme di organi sensoriali (gusto e olfatto in primis) di tessuti interni ed esterni del corpo e soprattutto di tutto l'apparato respiratorio, cardiovascolare e riproduttivo. La sostanza che primeggia in questa miscela di sostanze tossiche è la nicotina.

45

La nicotina allo stato puro è un liquido velenoso molto potente, capace di uccidere una persona, se ingerito in una quantità pari ad una goccia di 5 mm di diametro! Questo effetto mortale non si manifesta fumando, perché la quantità di nicotina prodotta dalla combustione del tabacco della sigaretta è molto contenuta ma, non possiamo fingere d'ignorare che, l'incontestabile velenosità della nicotina, è scientificamente dimostrato e certa!

Quali effetti genera la nicotina sospesa nel fumo del tabacco quando, attraverso i tessuti delle nostre vie respiratorie si diffonde, veicolata dal sangue, in tutto il nostro corpo e attraverso il sistema nervoso, anche al nostro cervello?

La nicotina è una droga con un effetto simile a quello di tante altre droghe che, da tempi anche moto remoti, gli uomini hanno acquisito l'abitudine di assumere in modi assai diversi sia masticandone le foglie (esempio: foglie di cola per avere più resistenza alla fatica fisica) o aspirandone i fumi prodotti dalla combustione o iniettandosi in vena liquidi contenenti i principi attivi (eroina, cocaina ecc.) specialmente con l'obiettivo di alterare e accrescere gli aspetti piacevoli nella percezione della realtà, le prestazioni sessuali, le facoltà cognitive vere o percepite sino a stati di profonda allucinazione e di perdita totale della capacità d'intendere e di volere per le droghe più potenti e devastanti del sistema nervoso.

L'assunzione della nicotina attraverso il fumo del tabacco contenuto nella sigaretta (pipa o varie tipologie di sigari col medesimo effetto), innesca un processo che crea dipendenza cronica analogamente a quanto accade per altre droghe quali eroina e cocaina.

Dipendenza fisiologica significa: un potente desiderio di rifornire l'organismo con la quantità necessaria a riportarne la concentrazione nel corpo, al livello raggiunto con l'ultima sigaretta fumata.

Il desiderio di una nuova sigaretta, in una misura via via crescente con il numero di sigarette mediamente fumate giornalmente, si avverte come una debilitante sensazione di paura e di panico di restare senza, mista a un senso di vuoto e/o di fame che la carenza di nicotina, induce nel fumatore.

Prolungando il tempo di astinenza dall'ultima sigaretta fumata, aumentano: ANSIA, DEPRESSIONE, IRRITABILITA' e PERDITA DELLA MEMORIA (ora lo sai, solo i primi giorni, quando smetterai!).

La concentrazione di nicotina nel nostro organismo, tende a scendere spontaneamente e rapidamente dopo aver terminato una sigaretta e, come conseguenza, insorge in tempi brevi la sensazione di fame o di vuoto che stimola la voglia di riaccendere presto una nuova sigaretta. Nel seguente diagramma ho rappresentato il fatto che ne illustra le fasi più significative:

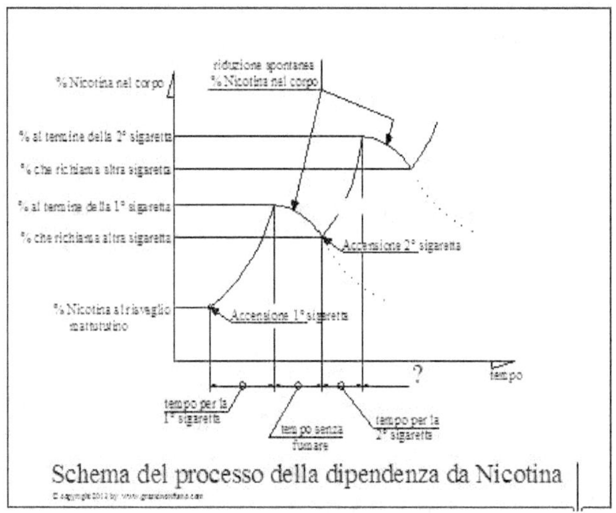

Schema del processo della dipendenza da Nicotina

E' interessante ed utile notare che durante le ore notturne, la

48

ncessità di "riportare al livello di necessità fisiologica" la nostra tossicodipendenza non viene percepito consentendo anche ad incalliti fumatori un tranquillo periodo di sonno.

Questa considerazione dovrebbe far riflettere quelle persone che, in avanzati stadi di tossicodipendenza da fumo, tendono ad arrendersi sottostando alle proprie paure di non poter resistere, anche per poche ore senza fumo, rinunciando soprattutto a volare per non dover subire questa limitazione!

Non ho trovato, nella letteratura specifica, casi di fumatori che si svegliano di notte per fumare!

Risulta evidente quindi che, la dipendenza si manifesta spontaneamente durante il tempo in cui siamo svegli e presenti, ossia quando le due dipendenze (fisiologica e psicologica) sono attive e avvertibili dall'individuo.

Il numero di sigarette desiderabili ogni giorno, tende a crescere anche e soprattutto a causa dell'altra fondamentale ragione che crea dipendenza, cioè dal significato e beneficio che attribuiamo al fumo come descriverò nella successiva dipendenza psicologica.

Con altre parole: se in situazioni di stress di vita o di lavoro abbiamo fatta nostra l'idea che la sigaretta ci aiuta e sostiene, è evidente che in una brutta giornata di impegni difficili e stressanti, sentiremo la voglia di accendere più sigarette per trovare quel più frequente sostegno, che la situazione di vita ci chiede!

In queste giornate, la maggiore dose di nicotina immessa nel nostro organismo, creerà nuovi livelli di assuefazione più elevati, per i quali nei giorni successivi, **anche se non altrettanto impegnativi**, "saremo stimolati" a fumare di più.

È ovvio che, specialmente per chi vive frequentemente queste situazioni la tendenza ad aumentare il numero di sigarette è inesorabilmente percepito necessario, così come il conseguente progressivo aumento della concentrazione nel sangue, attiverà per il mantenimento della concentrazione raggiunta il desiderio di altre dosi cioè di altre sigarette in un progressivo circolo vizioso pericolosamente e costantemente in tendenziale aumento!

Nel concludere le informazioni sulla dipendenza da nicotina evidenzio una considerazione di grande importanza che è fondamentale tenere bene in evidenza per non farsi tentare, durante

50

e sempre, dopo la dismissione dal fumo, che il meccanismo della tossicodipendenza qui descritto, può essere riattivato anche con una sola ed unica sigaretta.

<u>Non abbiamo quindi alcuna possibilità di eludere questo perverso meccanismo se non quello di decidere e di mantenere l'impegno di non fumare mai più.</u>

Anche dopo anni senza fumo, l'assunzione di una sola sigaretta può riattivare tutto il processo rimettendo in moto questo tremendo meccanismo che ti lega in modo potente al fumo e dal quale, possiamo mantenere reciso il cordone ombelicale, solo attraverso la totale e completa cessazione dell'immissione della nicotina nel nostro corpo (quindi: no! Anche a sigarette elettroniche e "cicche").

Cosa accadrà alle nostre emozioni e paure, dopo che avremo fumato quella che avremo deciso chiamare: l'ultima maledetta sigaretta della nostra vita?

La riduzione della nicotina nel sangue e nel sistema nervoso si riduce progressivamente dal momento in cui abbiamo smesso di fumare come illustrato nel grafico seguente:

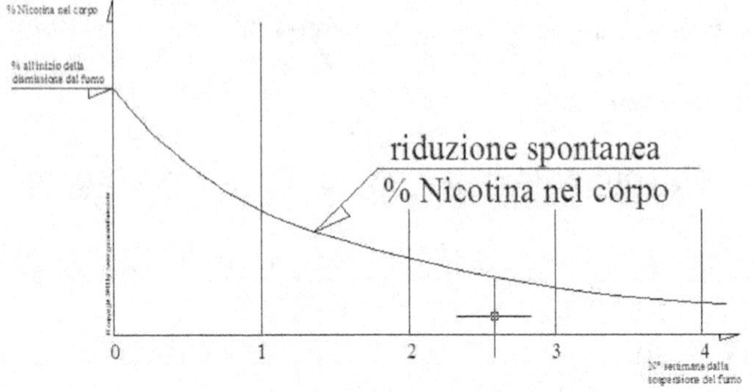

Andamento del processo di disintossicazione spontanea da Nicotina senza fumo

Dal momento memorabile per la tua esperienza di vita, in cui avrai deciso di non fumare più, il desiderio di riprendere a fumare cresce progressivamente fino a toccare il massimo nell'arco di 48/72 ore da quando avevi finito l'ultima sigaretta quindi, ora che lo sai, puoi prepararti a resistere a questa sofferenza "di picco" per la breve durata di poche ore, poiché poi, seguiranno tre/quattro settimane liberatorie con un decrescente bisogno di fumare, che ti accompagneranno verso la definitiva conclusione del processo per liberarti dal fumo, come ti spiegherò nel capitolo finale.

Riepilogando, per la dipendenza da nicotina:

Da quando avrai spento l'ultima sigaretta aspettati tre/quattro giorni di grande e crescente tentazione dopo i quali il desiderio di fumare scenderà lentamente sino ad esaurirsi, per sempre, nelle quattro settimane successive al momento dell'ultima sigaretta!

Aspetta prima di gioire! Non abbiamo ancora parlato della dipendenza psicologica che, come detto, svolge notoriamente il ruolo di principale operatore che ti tiene legato al fumo. La dipendenza dalla nicotina è una dipendenza considerata non particolarmente forte ed è pertanto possibile vincerla, senza atti eroici, se si mantiene il fermo impegno di non fumare durante tre/quattro settimane dal momento in cui si è deciso di smettere.

La tentazione di riprendere, conseguente alla richiesta del ripristino del livello di nicotina raggiunto, andrà rapidamente riducendosi, rendendo pertanto agevole e *sopportabile* il mantenere la propria ferma decisione di non più infilarsi in bocca neppure una sigaretta perché, altrimenti come detto sopra, *si ripiomberebbe subito* nella tossicodipendenza!

Quando deciderai di smettere (al termine di questo manuale) è probabile che, una delle tentazioni di riprendere si presenti con la pericolosissima e maliziosa idea di concedersi una sola sigaretta!

Una sola sigaretta, in fondo è poca cosa, ti bisbiglierà il "diavoletto maligno" ora che ormai hai dimostrato di saper smettere e resistere.

Se ci cascherai, dovrai rifare tutto il percorso, perché il meccanismo della nicotina sarà stato riattivato e molto probabilmente dovrai rassegnarti ad un nuovo e stressante ciclo di disintossicazione.

Se malauguratamente dovessi incappare in questo incidente nel tuo percorso di liberazione dal fumo, non deprimerti perché, come ti spiegherò più avanti, avrai certamente compiuto un nuovo importante passo esperienziale, verso la definitiva libertà dal fumo.

LA NICOTINA NEL FUMO PER I MASCHIETTI

Impotenza e alterazioni della funzione erettile del pene, sono segnalati con una probabilità dell'85% maggiore nei fumatori rispetto ai non fumatori.

Gli spermatozoi sono alterati, con una riduzione della mobilità che ne riduce la capacità riproduttiva nel percorso verso la fecondazione dell'ovulo femminile ed inoltre si sospetta che, le alterazioni rilevate possano compromettere l'infertilità nel nascituro!

<u>LA NICOTINA NEL FUMO PER LE FEMMINUCCE</u>

Le sostanze tossiche del fumo pregiudicano la maturazione ovulare.

Durante la gravidanza fumare <u>(o esporsi al fumo passivo)</u> può causare:

- ✓ Riduzione dell'apporto di sostanze vitali al nascituro.

- ✓ Aborti spontanei.

- ✓ Parti prematuri.

- ✓ Peso e statura ridotte del feto, alla nascita.

- ✓ Salute malferma del nascituro.

- ✓ Alcune sostanze contenute nel fumo riducono la difesa del feto da parte della placenta.

I neonati da madri fumatrici presentano:

- ✓ Probabilità del 30% superiori a quelle delle non fumatrici di ammalarsi di ASMA.

- ✓ Probabilità di sindrome di morte improvvisa del lattante (il fumo passivo ne è concausa)

<u>Nonostante i tremendi rischi ai quali si espone il nascituro, il 38% delle donne italiane non smette di fumare in gravi-</u>

danza! (potenza della dipendenza dal fumo di tabacco).

DIPENDENZA PSICOLOGICA

La dipendenza per suggestioni psicologiche, considerata la più forte e resistente, mi costringe ad una lunga ed approfondita esposizione (frutto della mia esperienza personale interpretata e rivisitata con gli studi del mio ultimo decennio) stante l'evidente difficoltà di comprendere e correttamente interpretare pensieri ed emozioni che ne costituiscono gli elementi costitutivi essenziali.

Da quando iniziasti a fumare, alla dipendenza da nicotina, si è affiancata ed irrobustita un'altra dipendenza che purtroppo, essendo molto più pervasiva e diffusa a tutti gli aspetti della tua idea di "chi sei" e di come "senti o credi d'essere percepito" dalle altre persone, è molto più potente di quella da nicotina e pertanto merita una grande e rispettosa considerazione. Le considerazioni che seguono si riferiscono a emozioni e sentimenti che agiscono nel tuo complesso sistema nervoso e che coinvolgono aspetti non facili e molto particolari, specifici da persona a persona.

56

Ho cercato di esprimere queste percezioni individuali con il linguaggio più semplice e spero comprensibile, soprattutto per l'obiettivo di aiutarti a ragionare su te stesso; leggi pertanto il seguito, lentamente e con grande attenzione!

L'immagine e gli atteggiamenti dei personaggi, che magari volevamo anche inconsapevolmente imitare, si sono costruiti e rafforzati dentro noi stessi, sin dal momento in cui abbiamo desiderato di assomigliargli col vezzo del fumatore!

E' una costruzione mentale, fatta di cose spesso inafferrabili ed impalpabili, come tutte le convinzioni che determinano i nostri comportamenti, come l'essere timido o aggressivo, e che dovremo capire da cosa è composta per smontarla e renderla compatibile col NON FUMATORE che vuoi diventare.

Secondo Maxell Maltz, chirurgo plastico e psicologo, autore della teoria esposta nel suo libro "Psicocibernetica", ogni individuo ha costruito dentro di se, nel corso del proprio percorso esperienziale, una immagine della sua presenza fisica, o meglio di come ritiene d'essere visto e percepito dagli altri individui, cosa che ne

57

condiziona il comportamento nelle relazioni col mondo esterno.

Questa convinzione può prevalere, forte e radicata, negando anche le evidenze più chiare e nette.

Il Dr. Maltz aveva costruito questa teoria constatando che, nonostante le evidenze delle trasformazioni prodotte a seguito dei suoi interventi di chirurgia estetica, alcuni pazienti non "riuscivano a vedersi" col viso modificato come se non avessero subito le modifiche, nonostante risultassero evidenti e documentate fotograficamente!

L'immagine del proprio "io" era talmente forte, da impedire d'accettare l'evidenza della fotografia, che dimostrava il cambiamento prodotto dall'intervento di chirurgia estetica! Continuavano a vedersi com'erano prima dell'intervento!

Ma per il fumatore, assuefatto all'autosuggestione da fumo, oltre all'idea di come appare visivamente fumando, possono associarsi altri rilevanti fattori di coinvolgimento emozionale ed illusorio di come presume d'essere percepito dagli altri e che attribuiscono al fumo sostegni e benefici assolutamente gratuiti quanto inesistenti!

Nelle istruzioni per la messa in funzione del metodo GRAZIE NON

58

FUMO ti svelerò le mie intuizioni e scoperte, prevalentemente casuali, spiegandoti come avvalerti di questi processi mentali e della percezione dell'evidenza nella realtà per smascherare ed eliminare queste "stampelle per lo spirito", vere e proprie invenzioni ed illusioni che ti tengono diabolicamente prigioniero.

Sarà proprio questo il tipo di dipendenza principale che dovrai comprendere e smascherare, solo così potrai dominarla, liberandoti per sempre dal fumo!

Ho, per questa suggestione/tentazione, immaginato un "diavolaccio maligno" in contrasto con il minore "diavoletto maligno" della nicotina.

Continuando l'analisi della dipendenza psicologica, può essere molto utile, riandando all'origine delle tue vicende col fumo, notare che questa potente dipendenza si è manifestata in te ancor prima che cominciassi a fumare.

Era forse il desiderio di assomigliare ad altre persone che, fumando, ti sembravano diverse, potenti e dotate di qualcosa che a te, non fumatore, mancava!

Rifletti ora su quanto, questa attrattiva, fosse ingannevole e falsa!

Se osserviamo attentamente i fatti di questa società nella quale ci siamo formati e viviamo, possiamo notare i tanti dettagli che hanno costituito e continuano a costituire, quello che chiamiamo "contesto socioeconomico" al quale, come spesso accade per molti fatti, non avevamo prestato quell'attenzione necessaria a comprenderne le conseguenti influenze sui nostri stili di vita.

Tenterò una breve digressione, che non vorrei ci portasse fuori dal tema del fumo ma che spero, tu possa consapevolmente gradire.

Il fumo è stato un comportamento socialmente accettato e sostenuto (esempio: sigarette ai militari) per lunghi periodi di tempo, anche con il compiacente sostegno dei produttori di sigarette, ed è divenuto simbolo di valori falsi e gratuiti dai quali io e te, assieme a tante altre persone, siamo stati suggestionati ed attratti specialmente durante quella fase dell'esistenza, l'adolescenza giovanile, fragile e rivoluzionaria quanto le trasformazioni che il proprio stato fisico impone e manifesta. È stata magari anche la provocazione dei soliti compagni del branco, e tu ed io, che non volevamo essere da meno…alla fine abbiamo accettato di provare, ma mai nessuno ci aveva avvertito e reso consapevoli del fatto che: stavamo facendo una scelta che, anche se non avessimo più continuato a gradirla, avrebbe assunto il ruolo di un implacabile carceriere che, giorno dopo giorno, ci avrebbe impedito di liberarcene, sprofondandoci nella tossicodipendenza o tabagismo dalla quale, raggiunta la percezione dell'insostenibile limite toccato, abbiamo deciso di liberarcene.

Avevamo accettato, senza coscienza responsabile, di diventare fumatore a vita! Capisci, ora?

Ma come mai, potresti saggiamente domandarti, se il fumo è tanto dannoso e pericoloso le Autorità, preposte alla difesa della salute dei cittadini, non assumono quei provvedimenti capaci d'estirpare alla radice queste dannose abitudini? Come mai lo Stato è addirittura produttore e commerciante esclusivo di gigantesche quantità di sigarette? Triste ipotizzare che: forse le motivazioni economiche sono più importanti della salute dei cittadini? O magari, come alcune malelingue sostengono, se fossimo tutti sani e sereni come potremmo assicurare la prosperosa e redditizia attività delle multinazionali farmaceutiche, o delle legioni di persone impegnate

61

nel funzionamento degli ospedali?

Con la crescente disoccupazione dilagante (prevista anche da Jeremy Rifkin nel suo libro: "La fine del lavoro") sarebbe un fatto peggiorativo, sicuramente indesiderabile, specialmente oggi!

A differenza di quanto in auge nella Roma imperiale, ove l'obbligo di lavorare era imposto solo agli schiavi, noi oggi, cittadini liberi di una Repubblica fondata sul lavoro (finito!), se non ci danniamo per lavorare e procurarci una identità finanziaria siamo...a rischio di essere "bancariamente" poco accettabili...però, in parziale compensazione, siamo liberi di morire di fumo!

Forse ti possono apparire digressioni fuori tema ma, sto solo cercando di capire una realtà semplice che, è stata resa sempre più assurdamente inutilmente complicata e difficile a nostro danno!

L'influenza delle mode, degli stili di vita e del crescente disagio sociale sono, a mio convinto parere, elementi concorrenti delle dipendenze psicologiche, entro le quali tentiamo di condurre, in un fragile equilibrio, le nostre sempre più stressanti esistenze.

Strane contraddizioni di questo periodo nel quale, la demagogica e pervasiva presenza di informazioni artefatte, tenta in tutti i modi di piegare anche il nostro più elementare buon senso, per accrescere l'ipnotica dipendenza da inutili necessità inventate e fuorvianti!

Poi, in ossequio alla libertà individuale, avrai la facoltà di scegliere!

Non trovi strana questa libertà di morire per il fumo da sigaretta, in un contesto sociale che ti impedisce di morire quando vorresti, per evitare agonie spaventosamente dolorose e che si protraggono senza speranza per anni? (l'eutanasia, come sai: è fuorilegge! In Italia).

Misteri di questo strano e complesso momento della storia umana.

È vero, nessuno, fino all'insorgere delle prime avvisaglie di malattie tremende come il tumore ai polmoni (che se ben ci pensi, ti condanna alla prospettiva terrificante di essere menomato nel corpo e nello spirito per poi percorrere un calvario che ti consumerà lentamente e dolorosamente magari per anni prima della fine liberatoria), potrà dirti con matematica certezza che se fumi morirai per un tumore polmonare o per altre patologie devastanti ma, poiché è ormai assodato che esistono legami forti e evidenti tra gli effetti di comportamenti a rischio e la probabilità di contrarre le malattie ad essi associati, concludo invitandoti a non tentare di ingannarti con demenziali sberleffi e inutili gesti scaramantici poiché, se sei sufficientemente intelligente e responsabile, dovrai soltanto limitarti ad un onesto confronto tra l'inganno dell'illusorio piacere del fumo ed i temibili probabili rischi ad esso associati.

La potenza di questi legami, invisibili ma straordinariamente efficaci, è la vera ragione della dipendenza psicologica dal fumo.

Potrei ricordare moltissime ragioni che incatenano l'essere umano a questo tipo di illusioni, quelle che ogni individuo ha privilegiato per "compensare" le sue proprie debolezze, più o meno consapevolmente percepite nel preciso istante in cui ha cominciato ad accarezzare l'illusoria immagine dell'eroe di sua scelta fumando come lui o interpretando altre personalissimi inganni e illusioni sempre gratuite quanto inutili e fuorvianti!

Non tutte le persone potranno riconoscersi in questi processi perché spessissimo sono avvenute nel profondo e misterioso lato oscuro di noi stessi (il tanto citato subconscio) ma, sempre a beneficio della consapevolezza del tuo stato, se hai fumato ed hai compreso che buone ed incontestabili evidenze hanno operato e condizionato le tue scelte anche se non ti è riuscito di scoprirne le cause meno

64

evidenti, forse potrebbe bastarti…o no?

CONCLUDENDO:

Fumare, è ormai statisticamente dimostrato, ha un forte impatto sulle aspettative di vita che, in termini di valori conducono ad una riduzione di 10 anni(!) della vita media dei fumatori più accaniti rispetto ai non fumatori.

Sempre dai dati rilevati, le probabilità di ammalarsi di tumore polmonare sono del 25% superiori nei fumatori rispetto ai non fumatori.

L'ossigenazione sanguigna è ridotta a causa del legame tra il monossido di carbonio immesso con il fumo e l'emoglobina, quindi difficoltà d'affrontare e sostenere sforzi fisici prolungati (movimenti anche piacevoli come fare sesso!)

La nicotina alla lunga danneggia e uccide le cellule del cervello. Malattie quali Parkinson o morbo di Alzheimer hanno maggiori probabilità di accadere nei fumatori.

Naturalmente sei libero di non crederci e di buttare nel cestino questo manuale ma poi, non dire che non lo sapevi o magari che è colpa dell'inquinamento ambientale e delle fabbriche di sostanze tossiche, che comunque dovrebbero essere eliminate al più presto, perché comunque sarà sempre troppo tardi!

Se, dopo tutte queste oneste esposizioni non ti sentissi ancora certo dei danni ai quali esponi il tuo corpo, coinvolgendo anche quelle persone che, magari per quieto vivere familiare accettano di respirare il non meno dannoso fumo passivo delle tue sigarette potresti, in un ultimo guizzo di dubbio responsabile e costruttivo, verificare di persona queste informazioni,

Come?

Vai a visitare gli ospedali ove ogni giorno decine di persone subiscono l'asportazione di parti o addirittura di un intero polmone, cerca di capire la sofferenza alla quale rischi d'esporti... poi saggiamente deciderai cosa fare, senza autoinganni ed inutili ed inconsistenti pretestuose e saccenti argomentazioni!

PARTE TERZA

COME SMONTARE LE DIPENDENZE DAL FUMO

La convinta determinazione, senza ma ne però, di "smettere di fumare per sempre", è l'idea che, se hai letto, riflettuto attentamente e saggiamente ponderato, dovrebbe ormai essersi strutturata nella tua testa con un forte e crescente desiderio, di passare dalla teoria alla pratica attuazione, per finalmente gustare l'ambito piacere fisico e psicologico, derivante dall'essere stato capace di vincere la sfida, incamminandoti sul percorso per liberarti dal vizio del fumo.

Se invece non avessi ancora maturato questo stato di forte desiderio di iniziare il percorso per smettere di fumare, ti esorto a riesaminare le tue opinioni relative a tutti gli aspetti negativi che dovresti aver valutato e dai quali avresti potuto ricevere un robusto sostegno perché, se non sei ancora cambiato, è molto probabile ti sia perso qualcosa di veramente importante da riconsiderare.

Nel braccio di ferro tra "la tua voglia di smettere" e la "resistenza di te stesso, assuefatto fumatore", sicuramente vincerà la parte più forte, sostenuta da validi argomenti e da contenuti capaci di offrire robusti sostegni alle inevitabili difficoltà che, dovrai superare.

 Le forze che sostengono le ragioni della tua decisione, sono fondamentali per avere successo, come il sostegno morale di chi condivide le tue scelte di vita e, col suo aiuto, riduce i rischi dell'umana debolezza d'abbandonare ogni buon proposito, al primo insorgere della prime e magari impalpabili difficoltà (che definisco: "ossi di formiche": ovviamente per chi veramente VUOLE!).

Smettere di fumare è una sfida che è tua, veramente e fortemente soltanto tua, e che dovresti essere assolutamente certo e sicuro: non potrai affidare ad altri fuori da te!

Senza la certezza di voler smettere, sostenuta dalla tua esperienza e dal tuo profondo disagio di fumatore, ormai al limite della disponibilità ad accettare le dannose ed incontrovertibili evidenze negative associate e confermate dalla tua esperienza, sei candidato a fallire.

Potrà sembrarti pedante e noioso ma, è molto utile e importante distinguere aspetti che possono diventare alleati o nemici in questa battaglia che: ti vedrà vincitore, soprattutto se non sottovaluti le oggettive difficoltà e l'importanza per la qualità della tua vita.

Il metodo: GRAZIE NON FUMO, ti offre un ricco assortimento di istruzioni pratiche e mentali per sostenerti durante il periodo di dismissione dal fumo.

Per funzionare il metodo necessita ovviamente della tua presenza vigile, per dare risposte nette, forti e decise per svincolarti dall'appiccicoso abbraccio del vizio!

Le risorse ti aiuteranno a scegliere, in ogni momento, le più efficaci e migliori reazioni all'abitudine di fumare che, assieme alle attrazioni delle dipendenze, cercheranno di mantenerti fumatore.

Conoscere in anticipo ciò che ti accadrà, se farai una cosa invece di un'altra, ti renderà impavido e sicuro, un vantaggio competitivo di grande valore che farà la differenza tra incerti e timorosi tentativi e la certezza di un metodo, che sai sicuro e collaudato per vincere!

Nessuno potrà fare il duro lavoro al posto tuo e, se ti ho avvertito sin dalle prime righe di questo manuale, che potrai smettere di fumare solo quando avrai compreso accettato e condiviso tutti i mie consigli è evidente che, se non sei pronto e convinto: SOFFRIRAI A LUNGO, SENZA RIUSCIRE A VINCERE LA TUA DIPENDENZA!

GRAZIE NON FUMO ha funzionato, funziona e ti sarà veramente utile se ne comprendi il messaggio, sottile ma robusto ed efficace, che è quello di offrirti idee chiare, collaudate e di impatto risolutivo per sostenere la tua decisione, specie nei momenti critici!

Se li accetti e li usi con fiducia, ti infonderanno la sicurezza e la calma tipica di chi sente di poter padroneggiare le circostanze, forte dell'esperienza che, anticipandogli gli eventi con chiarezza, ti impedirà di credere a invenzioni di pura fantasia nel resistere alle lusinghe dello stesso cialtrone (il "diavolaccio maligno") negli inevitabili momenti di debolezza che potrebbero, se non sostenuti dalla serena conoscenza del prevedibile futuro, farti capitolare e soccombere.

E, come detto, conoscendo i tanti ingenui inganni che ti avevano intrappolato, avrai idee semplici e chiare per scegliere di resistere ancora, magari per quel poco tempo (a volte anche solo istanti), che vedrà sfumare il pensiero di passaggio (solo per abitudine), sino a dimenticartene, proprio come è successo a me!

Nel seguito ti racconterò come ho scoperto i segreti che mi tenevano prigioniero involontario del vizio del fumare, tradurrò queste mie passate esperienze in alcuni passi fondamentali, dei quali ti illustrerò le idee nella mente e sui quali si basano i processi dei ragionamenti fondamentali, per accedere alla definitiva condizione liberata di NON FUMATORE.

Comincio dalle lontane origini del mio: ex-viziaccio.

Avevo cominciato le prime esperienze di apprendista fumatore all'età compresa tra 15 e 16 anni (cioè circa 60 anni fa). Da allora ricordo che, ogni situazione nuova o eccitante, era un buon pretesto per rafforzare la mia dipendenza dal fumo, del quale non avvertivo ancora la voglia di liberarmene. Anzi ne andavo fiero e ostentavo, come vedo ancora oggi molti giovani fumatori, la mia apparente omologazione al "Club degli arrivati" a questa prova da grandi!

Poi, piano, piano, le infinite occasioni mi avevano stimolato ad aumentare sino alla soglia dei due ed anche oltre pacchetti

71

giornalieri, che avevo raggiunto attorno ai trent'anni.

E qui, come ho già confessato, era iniziata la crescente percezione del disagio, la volontà di smettere, ed il lungo altalenante periodo degli impegni solenni, delle date definitive per smettere e delle ricadute rovinose.

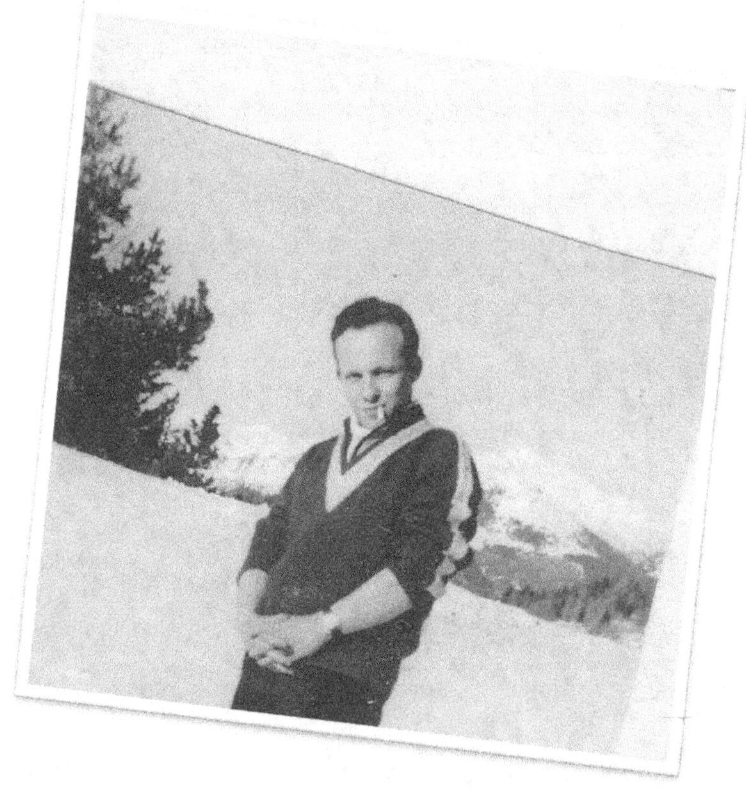

>l'autore di questo ebook, all'età di 18 anni, quando era fumatore!

72

Come avevo promesso, non ti farò perdere tempo raccontandoti i trucchi ed espedienti per smettere: dal non comprare le sigarette per poi elemosinare quelle dei compagni, all'infinito assortimento di promesse e scadenze più o meno regolarmente disattese e sistematicamente giustificate, solo…per non deprimermi troppo.

Durante questo periodo, decisi azioni importanti per il mio futuro e dopo le dimissioni dalla Fiat, mi acquistai una fiammante Alfa GT1300 junior e mi trasferii a Londra per un periodo sabbatico che durò circa poco più di un semestre. Vivevo nella centrale Kensington Church street, ospite di Mrs Hunter e quella sera, in cui iniziarono le mie intuizioni liberatorie dal fumo, ricordo che stavo camminando per recarmi a cena.

Prima di partire per Londra avevo deciso di approfittare del periodo di studio e riflessione per cimentarmi, ancora una volta, con la voglia di realizzare il progetto: "smettere di fumare!"

Ancora tra le buone intenzioni…sempre rinviate e da far accadere.

Naturalmente, a Milano aveva lasciato anche piacevoli situazioni e affetti e, mentre camminavo tranquillamente riflettevo, riflettevo sulla mia temporanea solitudine…e sui disagi che percepivo.

Improvvisamente, proprio come un fulmine a ciel sereno, un'idea mi attraversò la mente e, fissandosi in me cominciò, ad avviare un pensiero circolare e ricorrente che diceva cose del tipo: "vedi, se magari ti fumassi una di quelle sigarette alle quali hai detto no…potresti essere più felice e appagato!

In fondo sono più di quindici giorni che hai smesso, dimostrando che, se vuoi…puoi! Magari potrebbe essere proprio quell'unica sigaretta, che potresti concederti, con un po' di benevola compren_ sione per il tuo momentaneo di disagio, a darti un po' di conforto e sostegno!

Non ti pare?…Incalzava la dolce, suadente vocina!

Alla fine, dopo numerosi tentennamenti rammento che, nel breve volgere di pochi minuti e nonostante la mia riluttanza a cedere, scovai un tabaccaio, acquistai un sontuoso pacchetto di Marlboro e, con lente quasi, calcolate manovre, lo aprii nel solenne rispetto dell'ormai abitudinario cerimoniale.

Estrassi, con un po' di bramosa frenesia la prima sigaretta e la accesi (sapientemente, avevo comprato anche i fiammiferi che non tenevo più in tasca) aspirandone avidamente la prima, tanto attesa

74

boccata consolatrice! Mi bastarono, ricordo come fosse ora, poche boccate per scatenare una gragnuola di pensieri e di sensi di colpa, ma ciò nonostante proseguii e finii questa prima unica sigaretta, che mi ero concesso per lenire i miei piccoli disagi e... ora che l'avevo fumata, cominciavo a constatare che non stavo per niente meglio di prima, anzi, quel sentimento di sconfitta e di inganno, che avevo acceso assieme alla sigaretta, pulsava dentro me come se mi fossi piazzato un formidabile colpo di martello sull'unghia incarnita dell'alluce del mio piede (se non hai mai avuta una unghia incarnita, non capirai facilmente ma, ti assicuro...proprio un male da ululato fantozziano!).

Proprio un'autentica sofferenza globale della madonna, mi dicevo, altro che benessere!

Sempre per rispetto del tuo tempo ti risparmio tutto il repertorio che mi esplose dentro per essermi fatto imbrogliare ma, ormai era fatta e...visto che ne avevo fumata una, non sarebbe stato grave, mi dissi, se me ne fossi concessa pure una seconda!...poi una terza...fino all'intero pacchetto!

Ti avevo promesso sincerità e per tale impegno, mi tocca ammettere che: a quell'unica sigaretta di quella sera, molte altre ne seguirono in una rapida ripresa del mio ritmo normale, come era già accaduto in precedenti tentativi falliti.

La sostanziale differenza, probabilmente e banalmente casuale, tra i precedenti tentativi e quello di quella sera a Londra, che ti ho appena descritto, era il diverso stato d'attenta e forte consape_ volezza, forse generata dall'essere solo e un po' sperduto che, isolandomi dal contesto dal quale mi sentivo estraneo, mi aveva reso più efficace e chiaro l'ascolto dei ragionamenti che si sviluppavano nella mia mente (il mio dialogo interno) e delle considerazioni che lo rendevano molto illuminante.

Ora sentivo di aver bisogno di fare chiarezza per comprendere il senso di quella successione di eventi, tutti puntigliosamente registrati tra le mie emozioni, che mi rodevano dall'interno come continuarono, nei giorni successivi.

La domanda che mi perseguitava era: come e perché ero stato tanto sciocco e credulone, da farmi convincere che quella sigaretta avrebbe attenuato i miei disagi e la mia solitudine?

Ma era poi questo il vero disagio, che volevo far tacere con quella sigaretta, o c'era dell'altro?

Tra le tante considerazioni che mi giravano nella testa, una tra le tante, mi fece più effetto delle altre e cominciò a mettermi sulla giusta via, per comprendere pienamente il meccanismo della trappola, nella quale ero scivolato ancora una volta!

E la trappola aveva un nome ed una identità che, col procedere delle mie riflessioni, prendeva chiaro e netto il senso di un evento verità, sottile e subdolo, inconsciamente infilatosi nei processi elaborativi della mia mente, sotto sembianze di una pura e semplice: ILLUSIONE!

Una illusione di sensazioni e di relazioni di pura fantasia inventati dalla mia mente soggiogata dalla tossicodipendenza, una illusione di benefici assolutamente inesistenti nella realtà che, ancora una volta era stata manipolata ad arte da quella parte della mia mente inconscia, succube della tossicodipendenza psicologica, per mascherarne l'evidenza reale, sottraendola al controllo della mia vigile e consapevole intelligenza logica!

Il trucco mi appariva ora, sempre più chiaro e evidente, "il vizietto" aveva inserito, rapido e silenzioso, un potente cuneo divaricatore tra le mie barriere difensive, approfittando di un piccolo fragile momento di debolezza, facendomi credere che: accettando quell'UNICA "quasi innocente e meritatissima sigaretta", avrei trovato conforto ai disagi, veri o immaginari, che la mia tossicodipendenza psicologica aveva, ancora una volta creato ad arte, per mantenermi succube del vizietto medesimo.

Un po', come con il famoso cavallo di Troia: i nemici erano riusciti a penetrare all'interno delle mura ben difese per spalancarne le porte della città che, dall'interno erano fragili e indifese, come quelle della mia volontà tanto faticosamente e pazientemente nutrita e coccolata.

Facendola ancora più semplice, pensavo al povero Pinocchio, alle prese con gli astutissimi "Gatto e Volpe", intenti a farsi consegnare le monete d'oro per interrarle, nell'illusoria attesa delle tante monetine d'oro, che prodigiosamente sarebbero fiorite sulla pianta!

Possibile, ti chiederai?

Possibile che tanti uomini e donne, d'affari, di studio, di piccola o grande scaltrezza, cresciuti e addestrati a difendersi nelle acque metaforicamente infestate da tutte le varietà di squali voraci e

78

sanguinari, possano farsi ingannare da queste banali innocenti menzogne?

Possibile e comprensibile: come ora cerco di spiegarti!

Per sostenere e confermare queste mie intuizioni o scoperte, voglio farmi anche aiutare da un collaudato, valido e fondamentale principio della PNL (Programmazione Neuro Linguistica), che afferma e accetta la validità di ogni evento riproducibile, anche se non ne viene svelata l'intima origine che lo genera! Un tipico esempio sono i "movimenti d'accesso oculari", che rivelano l'origine dei dati (se ripescati dai vari tipi di memorie o ricostruiti dai nostri ragionamenti, che il soggetto narrante utilizza nel ricordare fatti o eventi) e dei quali, ancora oggi, non è dato conoscere il principio che ne produce la manifestazione.

Cosa cerco di dirti?

Voglio dirti che, con estrema chiarezza e tanta voglia d'essere semplice e convincente, che il processo che ho illustrato: funziona!

Funziona molto bene e con grande efficacia, se applicato correttamente, anche se non posso "dimostrare" l'origine intima del processo medesimo, che avviene per le scariche elettrochimiche tra

79

le sinapsi del tuo cervello generando poi le idee che creano l'attrazione del fumo di tabacco.

Il processo, che potrebbe risultare diverso da individuo a individuo, è efficace e riproducibile, ciò lo rende gestibile e prevedibile, con la conseguente possibilità di utilizzo consapevole, per provocarne gli effetti cercati nella relazione tra: gli accadimenti della realtà ed il dialogo interno dell'individuo.

Concludo confermando: anche se non posso mostrarti ciò che accade nella testa delle persone, i passi del processo che ti renderà forte e invincibile funzionano in pratica per tutti.

Eventuali sottili distinguo tra individui differenti non modificano la sostanziale evidenza dell'utilità di queste associazioni.

Non è facile misurare e confrontare le sensazioni che individui diversi provano per un qualsiasi evento (sia di piacevolezza che di dolore percepito) ma posso confermare che, se una situazione è gradevole per una persona, questa naturalmente cercherà di recuperarne il piacere percepito e se, a questo stato associa ciò che ricava dal fumo di tabacco... è fatta!

Nella sua testa l'associazione "fumo di tabacco"/"piacere" o condi_

zione gradita inizia a fissarsi, presto diverrà una convinzione che indurrà a recuperare lo stato gradito, attraverso una successiva sigaretta!

E ciò, nella maniera più fantasiosa e automatica, accade ed è anche aiutata da piccoli contributi che il fumo di tabacco stimola nei nostri sistemi preposti alle sensazioni di piacere e dolore (è una droga!).

A conferma di questa oneste quanto sincere interpretazioni dei processi mentali della mente cognitiva e della sua alleata emozionale, ti confesso per esperienza diretta che potrai ricadere anche più volte in questa trappola ma, se osservi i tuoi processi mentali con obiettività e voglia di comprenderne la logica sequenziale, potrai gioiosamente scoprire che: funzionano proprio nella sequenza che ho descritto!

<u>L'averlo scoperto in modo chiaro e sicuro sosterrà, con ragionevole certezza di vittoria, tutti i tuoi comportamenti!</u>

Rammenta bene: ogni nuova volta, che sarai tentato dall'illusione di acquisire un nuovo e diverso beneficio esistenziale attraverso il

81

fumo (tipo: fiducia in te stesso, autostima, serenità ecc. ecc. che è ormai dovrebbe esserti indiscutibilmente chiaro e certo, non otterrai essendo prevalentemente solo una invenzione della tua mente), puoi esserne sicuro che sarai facilitato a peccare con quella sola sigaretta, che ancora una volta, a titolo di illusoria e meritata ricompensa, ti concederai per premiarti della sospensione temporanea del fumo, riattivando la tua dipendenza fisiologica dalla nicotina che avevi superato e vinto!

Un dannatissimo ciclo infernale dal quale potrai liberarti solo quando la tua intelligenza alleata, con una legittima dose d'orgoglio sano e difensivo della tua dignità, avrà finalmente compreso e scoperto l'inganno di questa illusione che, dopo averti ripetutamente attratto con la falsa promessa di infonderti stati di benessere immaginari che avevi associato alla sigaretta, ti farà ritrovare quel te stesso avvilito, frustrato e umiliato dall'essersi fatto "fregare ancora una volta" dall'illusione della promessa di un beneficio, frutto soltanto della malefica fantasia della tua tossicodipendenza.

Un tranello, tra l'altro, che si rivelerà presto di bassissimo livello e di profilo meschino e avvilente che, essendo pure infiacchito dalla ridotta attrazione della nicotina (che si sarà abbassato per il periodo di rinuncia al fumo), non potrà costituire una tentazione grave e potente per te che, ormai lucido e competente potrai defilarti: semplicemente rifiutando quell'unica e sola sigaretta con il tuo fermo: GRAZIE NON FUMO!

Riepilogando con chiarezza e semplicità i fatti:

dal momento che decidi di smettere, dovrai, per un periodo di circa quattro settimane, mantenere viva e vigile l'attenzione sui tuoi comportamenti, evitando di esporti a inutili provocazioni e occasioni e soprattutto acquisendo l'abitudine di valutare le tentazioni di benefici immaginari che il tuo cervello (nei panni del "diavolaccio maligno") tenterà di proporti per convincerti a fumare quella sola ed unica sigaretta che (solennemente promessa del "diavolaccio maligno"): sanerà ogni tuo desiderio, ristabilirà la tua pace mentale, ridarrà il buonumore alla tua giornata ecc. ecc. secondo il lungo elenco di illusioni che avevi costruito nella tua mente, per farti nuovamente "godere": l'amara consapevolezza dell'esserti "fatto fregare" ancora una volta!

Considera a sollievo benefico della tua volontà che: giorno dopo giorno agiranno a tuo vantaggio, due formidabili forze a sostegno della crescente facilità di resistere a queste residue tentazioni:

- 1°- dopo aver superato il picco di attrazione che si manifesta entro le 72 ore dall'ultima sigaretta, la voglia di fumare per la residua dipendenza fisiologica da nicotina, andrà riducendosi sino ad esaurirsi entro la quarta settimana.

- 2°- che l'evidenza delle illusioni che vorrebbero farti riattivare la dipendenza da nicotina attraverso UNA SOLA ED UNICA SIGARETTA sarà sempre più facilmente contrastabile anche grazie alla ridotta attrazione residua da nicotina come detto al punto1°.

<u>BONUS D'APPROFONDIMENTO</u>

Magari potresti non essere riuscito a isolare i benefici che il fumo ti illude di ricevere e questo, potrebbe rendere più difficile il convincerti che è il processo descritto: è proprio vero anche per te.

Forse, per aiutarti a fare tua questa opportuna chiarezza, potresti ricordare come stavi bene prima di iniziare a fumare, molto prima delle invenzioni e delle masturbazioni mentali che hai inconsape_ volmente lasciato la tossicodipendenza installasse nel tuo cervello dibattendoti tra la voglia di smettere ed i vari vincoli della tossicodipendenza.

Sii attento e meticoloso, nella ricerca dei piccoli ma significativi dettagli, che ti aiuteranno nel confermarti la certezza che il fumo

NON TI DONA NULLA e TI TOGLIE MOLTISSIMO!

Questa LIBERATORIA intuizione, si rafforzerà col pensarla e ripensarla.

Così come tutti i problemi che cerchi di risolvere, ruminandoli per trovare la soluzione, scoprirai che: "trattenendoli a lungo nella testa"

85

non solo non risolvono automaticamente il problema che ti turba ma, rafforzeranno l'ansia e la loro presenza nella tua angoscia, radicandosi nella struttura del tuo cervello perché, come certo avrai appreso dalle tue esperienze, la miglior tecnica per memorizzare è la ripetizione consapevole e ossessiva di quello che vuoi fissare nella tua mente, **quindi: non puoi liberarti di una cosa che continui a trattenere, ripetendola!**

Non dipende da qualcosa di personale ma, è la conseguenza della struttura neurologica che inconsapevolmente hai strutturato, E CHE TUTTI STRUTTURIAMO mappando, attraverso il meccanismo della plasticità cerebrale, le connessioni sinaptiche. Semplicemente noi possiamo modificare la struttura del nostro cervello attraverso la potente risorsa della volontà.

Esci dalla ruota del criceto! Invece di cercare di liberarti di un pensiero ossessivo e ricorrente: salta fuori, cambiandolo, scegliendo cioè di ritrovare e assaporare, con la fantasia, un pensiero che: ti piace talmente tanto da essere deliziato ed attratto più di quanto provavi con quello che ti faceva restare nella ruota. Via dal dolore

86

per attivare con la volontà una attrazione godereccia e irresistibile verso il piacere!

Il valore vero di queste conoscenze, merita il tuo massimo impegno ed il miglior sforzo di volontà per renderti abile e completamente padrone di questi meccanismi mentali, dai quali dipende la qualità dei tuoi pensieri, delle conseguenti azioni che deciderai e quindi del tuo destino.

Una affascinante occasione per accrescere il grande valore aggiunto, che la vittoria sul fumo, potrà consentirti di apprendere per la tua capacità di padroneggiare, tutto ciò che ben sai, essere necessario e indispensabile, per vivere alla massima espressione dei tuoi tanti talenti naturali il tuo affasciante destino ricco e appagante!

CREDERE PER PROVARE!

PROVARE PER CREDERE!

Se avrai memorizzato e messo in pratica i ragionamenti che ti faranno superare quel mese di progressiva e benefica riduzione della tentazione, da quando hai smesso di fumare, potrai essere certo che in qualsiasi circostanza ti venisse proposta la malaugurata, quanto poco desiderabile occasione di fumare ancora, anche una sola isolata ed unica sigaretta, ti basterà rammentare: GRAZIE NON FUMO **perché sono ormai certo** che non ne ricavo nulla ed anche perché, anche _**con una sola sigaretta, sono sicuro che sarà inesorabilmente riattivato il meccanismo della tossicodipendenza!**_

La coerenza della tua logica e della tua voglia di vivere, sano ed il più a lungo possibile, ti saranno di grande sostegno per vincere contro una tentazione, ormai debole e sepolta sotto la piacevolezza del vivere, per sempre libero, dal maledetto fumo!

Allenati a diventare padrone dei tuoi pensieri ripetendoti, in piena e serena consapevolezza: RESISTI ANCORA UN SECONDO!

Giorno dopo giorno la nuova abitudine, che fisserai stabilmente nel ricco repertorio delle tue risorse di vero valore, non solo rafforzerà la tua libertà dal fumo, ma ti renderà invincibile per far trionfare le qualità che ti avvicineranno alla realizzazione del tuo potenziale.

PARTE QUARTA

IL MOMENTO MIGLIORE PER PASSARE ALL'AZIONE

Caro Amico lettore, fra poco avrai completato questa lettura e forse per un po' non avremo opportunità di sentirci! Ma, in queste pagine, voglio offrirti altri importanti consigli e istruzioni per rendere ancora più sicuro, completo, facile, definitivo e soprattutto irreversibile il successo del tuo impegno e del tempo che hai investito per apprendere il mio metodo GRAZIE NON FUMO.

Secondo le mie raccomandazioni ed esperienze dovresti, in questo preciso istante, essere ancora un fumatore ma…se sono riuscito a informarti chiaramente sin qui, tra ciò che sei, a livello della tua identità segreta e ben nascosta nel tuo essere, e ciò appari nell'ambiente in cui vivi, vi è un vero e proprio abisso!

Perché sei diventato: MENTALMENTE UN NON FUMATORE (acquisendo tutte le convinzioni mentali dei non fumatori) mentre nella realtà, sei ancora visto e percepito per quello che fai: UN

FUMATORE!

Ora è tempo per svelarti la ragione di questa raccomandazione che ti feci all'inizio di questo manuale. Perché ti raccomandai di tenere in sospeso la decisione del momento quando smettere di fumare?

Semplice e facile! Perché, per agire con consapevolezza delle tue forze e delle convinzioni a sostegno della tua scelta è indispensabile tu disponga di quell'insieme di istruzioni che hai letto, valutato, condiviso e accettato.

E, come noterai, ti serviranno proprio tutte!

Senza questo "equipaggiamento strategico/psicologico da combattimento", la tua battaglia contro il fumo ti avrebbe esposto a tanti e stressanti tentativi brancolando nel buio di una situazione oscura e misteriosa, che a me costò mesi di lotta inutile e soprattutto frustrante tra un interminabile palleggio FUMO/NON FUMO!

Quindi ora sei un non fumatore, che vuole decidere il momento migliore per accendere i potenti propulsori che ti spediranno nell'orbita definitiva, dalla quale godere il piacere della tua esistenza libera dal fumo.

Qual'è il momento migliore per smettere?

Per coerenza, con la rischiosità del fumare, la risposta ovviamente corretta dovrebbe essere: ORA!

Ma se sei ragionevole e non ti piace farti del male…scegliere il momento più opportuno, potrebbe esserti molto utile.

Un momento ottimale è certamente quello in cui sei libero dallo stress magari del tuo lavoro, libero dai tanti impegni della tua vita, libero di dedicare a te stesso quella tipica forza, della mano d'acciaio rivestita dal guanto di velluto, opportuna e utile quando c'è in gioco una scelta che cambierà la tua vita!

Determinazione forte e risoluta, con il garbo e le gentile considerazione che stai agendo su te stesso, per farti compiere un avanzamento importante e, come constaterai a vittoria ottenuta, molto utile e di grande sostegno per la tua autostima, per la qualità della tua quotidianità e, senza esagerare: per tutto il tuo futuro!

Tre intere settimane lontano dalle tante tentazioni del tuo mondo ed anche delle tue amicizie, soprattutto se non allineate con la tua volontà di smettere di fumare!

Questo argomento merita una esplicita e profonda valutazione per prendere le giuste distanze da tutte le tipologie di relazioni più o meno confidenziali che intrattieni con altre persone.

Supponiamo che il tuo amico più vicino (attento! Non ho detto il migliore!), non condivida la tua scelta di smettere di fumare e che, sotto, sotto, non voglia ammettere che si tratta della mancanza, da parte sua, dell'ormai ben nota grinta o coraggio che: tu hai dimostrato!

Come pensi che la prenderà nel suo intimo vedendoti, giorno dopo giorno, capace di resistere e di sempre più facilmente dimostrare d'aver compreso e svelato la vera trappola del fumo?

Magari fosse vero, che ti volesse sostenere per rinforzare la tua scelta come potresti aspettarti da un vero e nobile amico…oppure invece, per la naturale e comprensibile invidia, prova a metterti in difficoltà, offrendoti le sue sigarette o, prendendoli alla larga, avvia ragionamenti di convenienza, per indurti a riconsiderare gli ormai per te accettati vantaggi del non fumatore?

È vero che dovresti essere sufficientemente robusto e vaccinato ma.....non sei ancora un santo, ne un eroe e se scoprissi che la perversa malvagità degli altri vuole solo fiaccare la tua determinazione: per non sentirsi da meno di te?

Tra le altre cose che ora sai, è bene tu sia pronto e consapevole di alcune tendenze che spontaneamente, si manifesteranno nei tuoi comportamenti.

Durante i primi giorni da quando hai smesso sarai ANSIOSO più che MAI, ti sentirai DEPRESSO con una IRRITABILITA', che è meglio starti lontani e d'UMORE NERO propenso a manifestazioni di RABBIA e di FURORE!

Tra le dotazioni del metodo che hai appreso, vi è questa chiara consapevolezza che dovrai fissare in te nella fiduciosa aspettativa che giorno dopo giorno, l'orgoglio e la certezza del risultato, ti tratterranno dal ricadere nella trappola…un po' di sofferenza ancora per essere libero, felice e più sano… per il resto della tua vita!

93

Se una sera ti trovassi in una allegra baldoria dove tutti fumano alla grande e tu avessi rinunciato da poco tempo alla tua vecchia amata sigaretta, potrebbe essere ancora più difficile dire GRAZIE NON FUMO quando tutti ti incalzano con: ma dai...è solo una sigaretta!...Non sarà quello che ti rovina la dieta!

E, se fossi anche un po' su di giri, con qualche bicchierino di troppo?

Le tentazioni potrebbero diventare troppe anche per te! Soprattutto se, temendo pesanti e sgradevoli accuse da parte degli amici/compagni passatempo, non volessi apparire diverso o cocciutamente attaccato alle ultime angeliche scelte, dopo aver peccato per anni e anni: come perversamente potrebbero rinfacciarti!

Non temere però, quando avrai rafforzato il tuo stato di NON FUMATORE ed avrai completato l'abitudine a non fumare, le situazioni si ribalteranno in modo veramente insperato per la tua percezione, facendoti sempre più fiero e convinto del tuo stato!

Parlo ancora della mia esperienza di 35 anni senza fumo.

Vedrai, con crescente commiserazione, la spaventosa debolezza dei tanti che, pur sapendo dei tremendi rischi ai quali si espongono, continuano nel loro demenziale e sgangherato ridersi addosso, come tipico delle tante espressioni della diffusa stupidità umana.

Avranno, a questo stadio delle cose, non solo perso ogni parvenza d'autorevolezza nei confronti della tua persona e della tua nuova condizione, ma avrai pure la forza e la certezza della giustezza delle tue scelte e del loro pietoso e ridicolo tentativo di permettersi di giudicarti!

Ricordi il biblico peccatore che cerca la pagliuzza nell'occhio dell'amico trascurando la trave nel suo occhio?

Anche le persone intime della tua vita potrebbero esercitare effetti analoghi a quelli che ti ho appena decritto per amici e conoscenti e: se non intendi prenderti in giro, dovrai considerarne attentamente la pericolosità, tenendole a debita distanza durante il mese che avrai eletto per mettere in atto la pratica del tuo abbandono dal fumo.

Meno consentirai: a loro e a tutte le persone con le quali sei solito incontrarti di interferire con il sereno e determinato periodo di dismissione dal fumo, meglio sarà per la perfetta riuscita della tua decisione.

Ora ti viene di chiedermi: in cosa il metodo GRAZIE NON FUMO ti aiuta, stante tutte queste raccomandazioni che sembrano affidare alla tua volontà un compito impegnativo e determinante che forse, avevi creduto non necessario dopo aver studiato, appreso e condiviso il mio metodo.

Ti ripeto quanto esposto precedentemente a questo proposito: IL VALORE DEL METODO E' LA CONOSCENZA CERTA E ANTICIPATA DI CIO' CHE TI ACCADE, PER IL BREVE PERIODO DI UN MESE, APPLICANDO LE RACCOMANDAZIONI DESUNTE DALLE LOGICHE DEI PROCESSI CHE TI VEDRANNO PROTAGONISTA E CHE: PROPRIO PER L'ORMAI CHIARO E VERIFICATO CONVINCIMENTO, DOVRESTI AVER ACCETTATO E CONSIDERATO ASSOLUTAMENTE VERE E CERTE.

LA PAURA E' LECITA QUANDO AFFRONTI L'IGNOTO, QUANDO ENTRI IN UNA STANZA BUIA CHE NON CONOSCI MA…SE ACCENDI LA LUCE CHE TI RIVELA CHE NELLA STANZA NON CI SONO LE TANTO TEMUTE TRAPPOLE…LA PAURA SVANISCE!

Durante questo mese di progressivo allontanamento dal fumo, percepirai una riduzione della voglia di fumare per la tossicodipendenza dalla nicotina che, dopo il picco massimo di desiderio toccato entro il quarto giorno si ridurrà progressivamente sino a praticamente sparire dai tuoi desideri entro un massimo di quattro settimane. Sempre durante questo periodo la dipendenza psicologica o le radicate abitudini del recente passato o gli inviti di amici e conoscenti potranno invitarti a placare il tuo desiderio, magari sostenuto dalla debole residua nicotina, proponendoti l'ormai, per te credo famosa: UNICA E SINGOLA SIGARETTA.

Se hai esplorato il tuo universo di esperienze ed emozioni svelando la falsa illusione di ciò che un tempo credevi il fumo ti donasse e immagini il senso del profondo disagio che proveresti facendoti

97

ancora una volta "fregare", non dovresti avere molte residue tentazioni SOPRATTUTTO ORA CHE BEN CONOSCI LA LOGICA DELLA TUA TOSSICODIPENDENZA che PROGRESSIVAMENTE SVANIRA' disperdendosi come le volute del tuo fumo nell'azzurro del cielo!

Rifletti e credimi: INTENDO DIRE CHE PRESTO NON AVRAI PIU' ALCUNA TENTAZIONE DI FUMARE, COME SE NON AVESSI MAI FUMATO E, CON IL PASSARE DEI GIORNI, PUOI ESSERNE CERTO, NON SENTIRAI PIU' ALCUN DESIDERIO DI FUMARE E PRESTO LO DIMENTICHERAI PER SEMPRE.

Avrai sperimentato sulla tua pelle il ciclo completo da non fumatore per nascita/ a fumatore per incidente di crescita della tua personalità/ a non fumatore per scelta e per sempre!

Ora sai, con **sicura certezza** che, quell'unica sigaretta che in un momento di pericolosa e superficiale leggerezza, solo per una vecchia abitudine, potresti avere ancora la tentazione di infilarti tra le labbra, ti ripiomberebbe nello stato dal quale hai seriamente e determinatamente scelto d'uscire per sempre! Resta vigile e presente e non abbassare la guardia!

98

Prova ad immaginarti, nella vignetta metaforica o evocativa di come ti sentiresti se:

TI CONCEDESSI DI SFERRARE QUELLA DOLOROSISSIMA MARTELLATA (metafora di infilarti nuovamente in bocca la sigaretta) SULL'UNGHIA INCARNITA DELL'ALLUCE DEL TUO PIEDE…solo per ululare un pochetto!

OPPURE…

SE CADESSI ANCORA UNA VOLTA NEI VANTAGGIOSISSIMI AFFARI DELL'ORMAI ARCINOTO E SMASCHERATO IMBROGLIONE CHE TI HA FATTO PERDERE TUTTI QUEI SOLDI?

Ora potresti essere tentato di sorridere ma ti confermo che, queste suggestive vignette, molto efficaci nell'essenziale e convincente semplicità, mi hanno veramente sostenuto per acquisire la completa e definitiva vittoria sul fumo che, settimana dopo settimana, mi ha fatto completamente dimenticare ogni minimo residuo ricordo del fumo, consegnandomi alla fitta schiera dei non fumatori esperti e

99

consapevolmente convertiti alla libertà dalla tossicodipendenza, e forte di una robusta esperienza che dura, come ti dissi da ben 35 anni!

Mai tornerei indietro, perché l'ebrezza del sentirmi libero, meno puzzolente, senza dita e denti ingialliti, più energico e vitale, hanno assunto quel valore che sostiene e la fiducia in me stesso, rafforzando le mie difese dalle infinite trappole che la vita presenta!

La logica, robusta e certa che ti ha liberato, dovrebbe anche tenerti convintamente lontano dagli inutili e fuorvianti esperimenti di tutti i vari quanto inutili sostitutivi della sigaretta perché:

- No alle caramelline o gomme da masticare contenti nicotina! Ovviamente, ora ben sai che: se vuoi dipendere a vita dalla tossicodipendenza da nicotina devi fare una sola cosa: mantenerne una certa dose nel tuo corpo! Sei certo che prima o poi tornerai a fumare. Chiaro e conclusivo, senza se ne però!

- No alla sigaretta elettronica, per lo stesso motivo detto per le gomme da masticare. Nicotina? No grazie!

- No a tutti i "ciucciotti" o se più ti ammaliano "tettarelle per adulti" sostitutivi dei capezzoli femminili sempre se a base di nicotina.

- No a tutti i dolcetti, caramelle o altri vizietti che oltre a mantenerti scioccamente dipendente da cose, di cui non puoi certo sentirne il bisogno, potrebbero farti ingrassare come molti temono dando per scontato che, se non fumi, dovrai metterti in bocca qualcosa d'altro!

Preparati invece ad acquisire buone abitudini di ciò che metti in bocca, non per vizio, ma con l'unico e ottimo obiettivo di nutrire in modo sano.....i mattoni, o se vuoi più correttamente le cellule del tuo corpo dalle quali dipendono tutte le condizioni del benessere energetico che percepirai nel tuo corpo! Pertanto comincia con:

- Si! ad abbondanti spremute d'arance specialmente durante tutto il mese per facilitare il lavaggio delle tue strutture cellulari inquinate dalla nicotina ingerita con il fumo.

- Si! ad una meticolosa attenzione a tutto ciò che mangi ed alle conseguenze sul tuo peso corporeo, da misurare ogni giorno e sulla sensazione d'energia e di benessere che comincerai a gustare, portando la tua attenzione su tutte le reazioni che il tuo corpo ti farà conoscere: franco e diretto come puoi pretendere dal tempio in cui custodisci l'essenza fondamentale della tua vita!

- Rifletti, con onesta disponibilità a tutto ciò che rappresenta: un grande e non barattabile valore per la qualità delle tue giornate. Questo momento di trasformazione potrà cambiare, in modo assolutamente inaspettato, il destino al quale, giorno dopo giorno, ti avvicinavi; anche modificando le tue scelte alimentari e dello stile di vita ai quali forse ti eri abituato.

Come è accaduto anche a me, ho scoperto le mie tante, comode e piacevoli abitudini alimentari che la ricerca scientifica sta ora dimostrando responsabili delle principali malattie, causa di morti evitabili in tutti i paesi che hanno adottato e fatte proprie le ingannevoli delizie proposte dalla pubblicità.

La vittoria sul fumo, ti avrà anche insegnato che volere è un potere talmente invincibile al quale se vorrai, potrai affidare, giorno dopo giorno, l'eccitante frenesia di essere veramente diventato padrone di tanta parte del tuo destino.

E scusa se dico poco ma, se lo desideri veramente: sarai stimolato a fare esperienza diretta e se l'esperienza lo confermerà, potrai aver imparato la non facile arte di gestire la tua vita contro tutte le bugie che quotidianamente, l'ingannevole e manipolatoria pubblicità tenterà di farti accettare per modificare la facoltà d'utilizzo della tua intelligenza!

Ora stai per prepararti a vivere l'esperienza di abbandonare il vizio del fumo e, così come hai fatto durante questo viaggio di istruzioni per l'applicazione del mio metodo, ti consiglio un ultimo trucchetto che mi è stato molto utile per la completa vittoria sul fumo.

Il trucchetto è: tieni sempre *(sino a quando non lo dimenticherai in qualche tasca)* ***a portata di mano il tuo pacchetto di sigarette preferite, aperto e iniziato, al quale manchino solo alcune sigarette!***

Non solo rafforzerà il tuo rifiuto della sigaretta, che non dovrà mai dipendere da costrizioni esterne (per essere chiaro non serve smettere di acquistarle per finire a elemosinare quelle degli altri o cose simili!), mentre dovrà essere sempre e comunque il risultato di una tua scelta forte e veramente voluta, perché rappresenterà il tuo splendido alibi contro tutti coloro che, increduli (magari per non riconoscere l'invidiabile qualità del tuo granitico carattere) cercheranno di fiaccare la tua resistenza, insistendo nella loro offerta!

Potente e indiscutibile la dimostrazione, che offrirai loro mostrando il tuo pacchetto aperto dicendo: GRAZIE NON FUMO! (al petulante ficcanaso che vuole sapere sii pronto dicendo: oggi non ho voglia! Giustificando, solo per lui che non capisce, il tuo pacchetto aperto).

Semmai, se proprio insistono: goditi il perverso piacere di schiaffeggiarli moralmente (lo sai solo tu), offrendo loro una delle tue sigarette che, nessuno potrà indurti a fumare, stante l'evidenza della tua deliberata e inattaccabile scelta di matura e convinta padronanza di te stesso!

Ora finalmente hai vinto!

Resistere…sarà ogni giorno sempre più automatico (ricordi gli automatismi di tutte le abitudini?) e spontaneo poi, un giorno non troppo lontano, ti sorprenderai constatando che il fumo non solo non ti attrae più e addirittura ti disturba ed infastidisce.

DIMENTICATO… come logico, per ogni creatura umana della specie: NON FUMATORE…alla quale tu appartieni.

Sarai inattaccabile per sempre, **solo se terrai presente che: quella sola unica sigaretta** che, giorno dopo giorno non ti tenterà mai più, avendo perso la vecchia e ormai morta attrattiva, **non solo non la desiderai per il disgustoso sapore che ti guasterebbe l'alito, ma**

perché ben sai che sarebbe uno stupido attacco alla tua libertà!

Dico mai, anche per una sciocca scommessa, a meno che tu

non voglia riprendere tutto daccapo: un'altra volta!

Constaterai, con crescente compiacimento che, non solo avrai risparmiato un sacco di soldi (stima al momento della stesura nel giugno 2013, per ogni dieci anni di fumo un costo di 27.000 € cioè una buona automobile nuova) ma, avrai scelto di aumentare le aspettative di durata della tua vita, del tuo benessere e della tua autostima, per dare più opportunità ed energia alla piacevolezza della tua missione esistenziale!

Ti ringrazio per ogni commento vorrai scrivermi.

con un sincero fraterno abbraccio!

Renato Ronchi

Scrivimi a: info@grazienonfumo.com

BIBLIOGRAFIA ESSENZIALE

- FUMARE? - Herbert Brean

- E' FACILE SMETTERE DI FUMARE se sai come fare – Allen Carr –

- SMETTI DI FUMARE ADESSO senza ingrassare…-Allen Carr

- PSICOCIBERNETICA – Maxwell Maltz

- PRENDI LA VITA NELLE TUE MANI – Wayne W. Dyer

- TE STESSO AL CENTO PER CENTO – Wayne W. Dyer

- IL MANUALE DEL COACH – Robert Dilts

- IL POTERE DI ADESSO – Eckhart Tolle

- ESISTERE NON E' VIVERE – Dario Bernazza

- ESSERE O AVERE – Erich Fromm

- LA GRANDE SFIDA – Osho

- LA FINE DEL LAVORO – Jeremy Rifkin

- THE CHINA STUDY – T. Colin Campbell

GRAZIE NON FUMO...il metodo

Report riservato personale di: _________________________________ data: ____________

LA MIA STORIA

anno/mese inizio: _________________ quindi, fumo da anni/mesi: _______________

marca/marche preferite: ____

con filtro: _____ senza filtro: _____ le confeziono da me, con tabacco marca: _________

____

LE MIE MOTIVAZIONI

con chi e perchè ho iniziato? ____

perchè continuo a fumare? ____

____

ho tentato n° _____ volte ed ho resistito n° _____ giorni poi ho ripreso perchè: _______

____

se smettessi ho paura di: ____

____

I FASTIDI CHE MI PERSEGUITANO OGNI GIORNO

	0	50	100
catarro e tosse al mattino			
conati di vomito (da tosse)			
bocca e lingua impastate			
difficoltà di digestione			
bruciori di stomaco			
emorroidi infiammate			
dita ingiallite			
alito pestifero e abiti puzzolenti			
difficoltà d'erezione (in crescita!)			
perdita dell'allerta semaforo rosso			

€ PERSI

costo di un pacchetto: €__,__ x N°__ pacchetti/giorno = €/giorno:____ x 360 = **€ /anno ______**

(curiosità per nostalgici che avevano perso di vista il costo, in lirette, di ogni sigaretta :
____________ €/pacchetto / 20 sigarette/pacchetto x 1936,27 Lire/€ = L./sigaretta ________)

ALTRE GIOIE

rammendi per bruciature, ____

____

____

____ ☐ segue sul retro

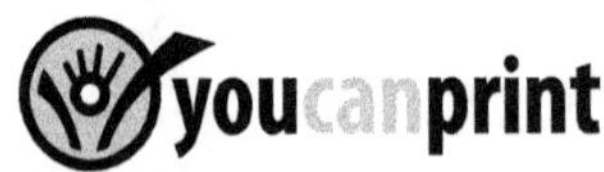

Finito di stampare nel mese di Maggio 2015
per conto di Youcanprint *Self - Publishing*